面瘫中医外治疗法

主编　曹莲瑛

U0279118

上海科学技术出版社

内 容 提 要

本书深入浅出地介绍了面瘫的中西医理论基础及其多种中医外治疗法,旨在为读者提供全面、实用的面瘫治疗指南。

全书从西医学角度阐述了面部解剖、面神经的病理生理及面瘫的病因分类,让读者对面瘫有一个科学的认识。又从中医学角度探讨面瘫的病因、病机及经络腧穴在面瘫治疗中的重要性,为读者打下中医治疗的理论基础。在治疗方法上,本书详细介绍了21种中医外治技术。如针刺疗法作为中医传统疗法,具有独特的疗效;非针刺疗法如艾灸、拔罐、推拿等,操作简便,易于患者接受;特种针具疗法和腧穴特种疗法则进一步丰富了面瘫的治疗手段,提高了治疗效果。此外,本书还强调了面瘫的调护、表情肌训练及预防措施,为患者康复提供了全方位的指导。

本书内容全面、实用性强,可供中医、针灸等临床医师作为参考书,也适合面瘫患者及对面瘫治疗感兴趣的读者阅读学习。

图书在版编目(CIP)数据

面瘫中医外治疗法 / 曹莲瑛主编. -- 上海 : 上海科学技术出版社, 2024. 11. -- ISBN 978-7-5478-6848 -5

Ⅰ. R277.7

中国国家版本馆CIP数据核字第2024ZF8027号

面瘫中医外治疗法

主编 曹莲瑛

上海世纪出版(集团)有限公司 出版、发行
上 海 科 学 技 术 出 版 社
(上海市闵行区号景路 159 弄 A 座 9F - 10F)
邮政编码 201101   www.sstp.cn
常熟市华顺印刷有限公司印刷
开本 787×1092 1/16 印张 13
字数 200 千字
2024 年 11 月第 1 版 2024 年 11 月第 1 次印刷
ISBN 978 - 7 - 5478 - 6848 - 5/R·3121
定价:65.00 元

编　委　会

- ～❦❦～ -

主 编 简 介

曹莲瑛,主任医师,硕士研究生导师,上海中医药大学兼职教授,上海市长宁区领军人才,长宁区名中医,现任长宁区天山中医医院针灸科主任、面瘫中心负责人、针推教研室主任。主持上海市中医临床优势专科"面瘫专病"、上海市"多学科一体化面瘫病综合诊疗模式探索"项目建设,开创面瘫疾病的综合治疗模式,将中医诊疗方案和路径流程标准化。是上海市长宁区"面瘫针灸创新团队""针灸特色专科""名专科"建设项目的学科带头人,带领团队科研聚焦,形成四项特色疗法技术。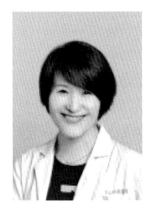

曹莲瑛是上海市非物质文化遗产代表性项目——"马氏面瘫疗法"代表性传承人。从事针灸临床工作 30 余年,致力于针灸临床与效应机制的研究,精于用针,特色明显,研究重点方向是面瘫的临床和机制研究,提出辨证与辨病、分期论治与综合施治相结合治疗面瘫;重视西学医理,负责团队开展针刺手法的应用及脑功能成像的分析研究;将颜面表情肌分组并结合经络循行进行选穴针刺,结合面神经分支规范使用电针;秉承古法,率先开展了以中药熏蒸疗法治疗面瘫,丰富了面瘫的外治方案,形成学科治疗特色。

序　言

- ❦ ❧ -

　　面瘫作为一种常见的面神经疾病，长期以来困扰着无数患者，不仅影响其生理功能，更对其生活质量及心理健康造成了深远影响。面对这一挑战，中医以其独特的理论体系与丰富的治疗手段，展现出了卓越的疗效与深远的文化价值。《黄帝内经》曰"经络者，所以决死生，处百病，调虚实，不可不通"，应用针灸、拔罐、推拿、敷贴、中药熏蒸等多种外治手段治疗面瘫，通过直接作用于相应经络穴位，可以疏通经络，活血化瘀，调和气血，促进面部肌肉功能恢复。

　　本书由上海市非物质文化遗产代表性项目——"马氏面瘫疗法"传承人、上海市长宁区天山中医医院针灸科主任曹莲瑛领衔编撰，汇聚了天山中医医院针灸科这一国家中医药管理局"十四五"优势专科、上海市中医临床优势专科"面瘫专病"建设单位的集体智慧。其团队在面瘫治疗领域所取得的成就，无疑为本书的编写奠定了坚实的基础。

　　本书共四部分，内容涵盖面瘫的中医学、西医学基础知识；中医外治疗法的详细介绍及面瘫的调护、表情肌训练及预防等，全面而深入地展现了中医在治疗面瘫方面的独特优势与丰富经验。通过系统梳理面瘫的中医病因病机、辨证分型，并结合历代医家的宝贵经验与现代医学研究成果，创新性地整合了针灸、推拿、中药熏蒸等 21 种治疗手段，既保留了中医"整体观念、辨证论治"的核心思想，又融入了现代科技手段，实现了传统与现代的完美结合，为面瘫治疗开辟了新的路径。

　　尤为值得一提的是，本书还详细介绍了上海市长宁区天山中医医院针灸科在面瘫治疗中的独特贡献，如分期论治理念，以及率先开展的中药熏药治疗新疗法和表情肌训练操等创新举措。这些创新不仅为面瘫治疗提供了科学、系统、有效的中医外治方案，更为提升临床疗效、缩短病程、改善患者生活质量提供了有力支持。

在我看来，《面瘫中医外治疗法》的出版，不仅是对传统医学精髓的深入挖掘与整理，更是中医现代化、标准化进程中的重要成果展现。它将为国内外中医、针灸、康复医学等领域的专家学者提供一个交流合作的平台，促进不同学派、不同文化背景下的医学思想碰撞与融合，共同推动面瘫治疗技术的进步与发展。

总之，《面瘫中医外治疗法》是一部集科学性、系统性、实用性于一体的学术佳作。我深信，它的问世必将为面瘫患者带来福音，为中医事业的繁荣发展贡献新的力量。在此，我衷心祝贺《面瘫中医外治疗法》的出版，期待它能为面瘫治疗领域带来新的突破与进展，为全球面瘫患者带来福音。同时，我也呼吁广大中医同仁，继续秉承传承与创新的精神，深入挖掘中医宝藏，为中医药事业的发展贡献自己的力量。

吴焕淦

上海中医药大学上海市针灸经络研究所所长

上海中医药大学附属岳阳中西医结合医院首席教授

中国针灸学会副会长

民进上海市委员会医药卫生专委会副主任委员

国家"973计划"项目首席科学家

岐黄学者

2024年8月

前　言

--- ∽❀∽ ---

　　面瘫,中医学又称为"口僻""口眼㖞斜",以口角歪斜于一侧、目不能闭为主要表现的病症,为临床常见病,不受年龄限制,无明显季节性,发病急速。本病相当于西医学的引起周围性面瘫的疾病,最常见者为"特发性面神经麻痹",亦称"面神经炎""贝尔麻痹"。它不仅影响面部表情的自然表达,更影响患者的心理和社交功能。随着现代生活节奏的加快和压力的增加,面瘫患者的数量呈上升趋势。编者多年来从事面瘫的临床诊疗,在面瘫的针灸治疗、针刺手法的运用,以及与面瘫相关的科研课题研究方面做了不少工作,深感面瘫治疗的复杂性和大众对有效疗法的需求。因此,编者将研究成果加以总结,并结合古籍文献资料和医家临床经验,整理成书,以期为医疗同行提供参考。

　　本书是一部较全面论述中医外治法治疗面瘫的专著,共分为四章,旨在从不同角度介绍面瘫的相关知识。第一章面瘫的西医学基础与临床,介绍面部的骨骼、肌肉、血液循环、淋巴和面神经的解剖生理及病理知识,通过学习和掌握它们的正常或异常情况,为分析、诊断及治疗面瘫奠定坚实的基础。第二章面瘫的中医学基础,首先从古籍文献资料、病因病机、辨证分型三方面论述了中医学对面瘫的认识;其次介绍了循行于面部的经络,列举了治疗面瘫常用的腧穴,并阐述其标准定位、穴位解剖、刺灸法及功用主治,为外治疗法的实施提供了依据。第三章是本书的重点章节,全面介绍了 21 种中医外治法在面瘫治疗中的应用及操作技巧,每种疗法都有其独特的疗效和适用范围。第四章强调了面瘫的调护、表情肌训练及预防。

　　本书的内容既全面又翔实,从临床实用出发,注重操作与实践,书中详细介绍的各种中医外治疗法,均经过临床验证,具有疗效确切、操作简便等优势。这些疗法的推广应用,能够显著提高面瘫患者的治愈率与好转率,减轻患者痛苦,缩短病程,提升整体生活质量。本书在深入临床实践的同时,亦秉持着追古溯今的学术精神,广泛参考了中医经典著作和国家级规划教材,汲取了大量文献资料的精华,力求在传承与创新中做到平衡,既体现中医理论的博大精深,又兼顾现代科学的严谨性,将科学性与实用性融为一体,适合广大基层医务工作者及中医针灸爱好者阅读参考。

　　限于编者水平有限,本书难免存在疏漏及不当之处,敬请读者批评指正。

编委会

2024 年 6 月

目　　录

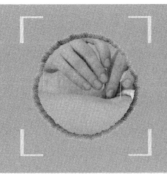

第一章

面瘫的西医学基础与临床

人类情感表达主要有三个方面：面部表情、语言声调以及身体姿态。面部表情是通过眼、眉、嘴、鼻和面部肌肉的变化来展示各种情绪状态，这在社会互动中起着关键作用。它不仅丰富了我们的交流方式，还对我们的人际关系建立和维护产生深远影响。面瘫是一种影响面部表情的疾病，它能导致社交困难和心理负担。中医外治疗法可以通过刺激面部肌肉和穴位来改善血液循环和神经功能，从而帮助面瘫恢复。面瘫的中医外治疗法与面部的解剖生理结构和面神经的解剖病理生理有直接关系。通过学习和掌握面部骨骼、肌肉、血液循环、淋巴和面神经的解剖生理及病理知识，可为诊断和治疗面瘫提供坚实的基础。

第一节 面部的解剖与生理

一、面颅部骨骼及作用

颅骨由 23 块大小不同、形状各异的骨组成,可分为脑颅和面颅两部分。它们除舌骨游离,下颌骨和颞骨构成关节外,其余都借缝、软骨或骨性结合紧密相连,构成颅腔和颜面的骨性基础。

脑颅骨由 8 块骨组成,包括成对的颞骨和顶骨,单块的额骨、筛骨、蝶骨和枕骨,它们共同围成颅腔,容纳和保护脑。面颅骨由 15 块骨组成,包括成对的上颌骨、颧骨、泪骨、鼻骨、腭骨和下鼻甲骨,单块的犁骨、下颌骨和舌骨。面颅诸骨连接构成眼眶、鼻腔和口腔的骨性支架。而脑颅的颞骨和面颅的下颌骨相关部分组成了颅骨连接中唯一可以活动的关节,即颞下颌关节。

1. 额骨

宽大的额骨位于颅骨前方,构成额部和眶腔的上壁。可分为三部分:额鳞、眶部和鼻部。它前与筛骨和鼻骨相连,后通过冠状缝与顶骨相连,冠状缝有枕额肌和颞肌的外侧部附着。额鳞是瓢形或贝壳形的扁骨,内为空腔,称额窦;眶部为后伸的水平位薄骨板,构成眶上壁;鼻部位于两侧眶部之间,呈马蹄铁形,缺口处为筛切迹。

2. 颞骨

颞骨位于颅的两侧,耳郭周围的区域。它有 3 个重要的骨性标志:乳突、颧弓和茎突。颞骨分 3 部:颞鳞、鼓部和岩部。颞鳞呈鳞片状,前部下方颧突与颧骨的颞突形成颧弓,颧突后端下方有下颌窝,窝的前缘隆起称为关节结节。鼓部是围绕外耳道前面、下面、部分后面的骨板。岩部有 3 个面,尖端朝向前内侧,前上面中部有一弓状隆起,其外侧为鼓室盖,靠近

3

锥体尖处,有三叉神经压迹。后上面近中央部分有内耳门,下面对向颅底外面,近中央部有颈动脉管外口,在锥体尖处形成颈动脉管内口;外口的后方为颈静脉窝。窝的外侧有细而长的茎突和乳突,二者根部有茎乳孔,有面神经和茎乳动脉通过。面神经经茎乳孔出颅腔,为周围性面瘫的病变部位。如位于颈部,耳垂后方,乳突下端前方凹陷中的翳风穴,其深层为面神经干从茎乳突穿出处,为针灸、穴位注射治疗的主要部位。

3. 颧骨

颧骨位于面中部前面,眼眶的外下方,呈菱形,形成面颊部的骨性突起。颧骨共有四个突起,分别是额蝶突、颌突、颞突、眶突,颧骨的颞突向后接颞骨的颧突,构成颧弓。颧骨上缘组成眶外侧缘,下方临上颌骨,内侧紧临上颌骨鼻突,对人体面部侧方起到保护作用,同时也是面部轮廓线的重要组成部分。

4. 上颌骨

上颌骨构成面部的中心、眼眶的下部和鼻腔周壁,左、右两块在正中线相连结,上颌骨由 1 个骨体和 4 个突起组成,额突与额骨相连,颧突与颧骨相连,腭突在上腭中缝部左右对连,牙槽突即牙齿所在部位的骨质。上颌骨的上面参与构成眼眶的下壁,下面参与构成口腔顶部,其后下部分呈粗糙之圆形隆起称为上颌结节,上牙槽后神经、血管由此进入上颌骨内。上颌骨的前面有眶下孔,眶下神经、血管即从此孔穿出,为四白穴,是针灸治疗的常用部位。上颌骨的下面即硬腭部,在上颌中切牙的腭侧约 5 mm 处有切牙孔,鼻腭神经、血管即从此孔通过。

5. 下颌骨

下颌骨分为体部及升支部,两侧体部在正中联合。下颌升支部上方有两个骨性突起,在后方者称为髁突,在前方者称为喙突(冠突),两者之间的凹缘称为乙状切迹。升支部后缘与下颌骨下缘相交处称为下颌角,下颌角部外侧为咬肌粗隆,有咬肌附着,为颊车穴部位。内侧为翼肌粗隆,有翼内肌附着。升支部内侧面中部有一个孔称下颌孔,此孔在下颌骨内向下向前延伸的管道,称下颌管。下颌管在第一、第二前磨牙牙根之间向外穿出一孔,称颏孔,下牙槽神经、血管从下颌孔进入下颌管向前走行,在颏孔处分出颏神经及血管。(图 1-1、图 1-2)

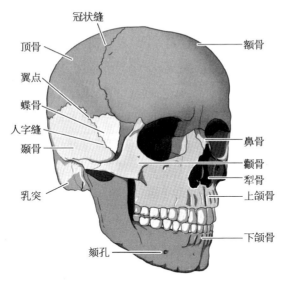

图 1-1　颅骨(侧面观)

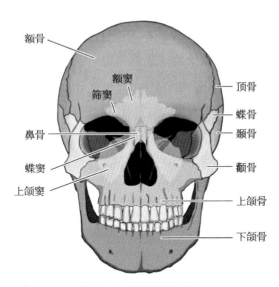

图 1-2　颅骨(额面观)

二、表情肌的解剖和功能

　　面部肌肉与人体大多数部位的肌肉不同之处在于皮肤下没有深筋膜,而是肌肉中许多小的支持带附着于面部骨骼并进入皮肤内。面肌为面部扁薄的皮肌,位置表浅,大多起自颅骨的不同部位,止于面部皮肤。主要分布于面部口、眼、鼻等孔裂周围,可分为环形肌和辐射肌两种,有闭合或开大上述孔裂的作用,同时牵动面部皮肤显示喜、怒、哀、乐等各种表情,故面肌又称表情肌。表情肌的名称多是根据它的作用而命名。面部表情肌不仅位于面部,而且位于头皮(枕额肌)和颈部(颈阔肌)。掌握表情肌的解剖对于分析面瘫所涉及的面神经分支很有帮助。除提上睑肌由动眼神经支配外,所有的表情肌都由面神经的周围支支配。此外,表情肌的运动还有保护重要感官、辅助咀嚼、吞咽和语言的作用。

面肌按所在的部位分为口、眼、鼻、耳及颅顶肌五组,人类口周围肌发达,耳周围肌肉退化。

1. 口周围肌

人类口周围肌由于语言功能而高度分化,形成复杂的肌群,包括环形肌和辐射肌。按其位置可分为上组、下组、颊肌和口轮匝肌四组。

辐射肌分别位于口唇的上、下方,能上提上唇、降下唇或拉口角向上、向下或向外侧;辐射肌中较重要的是颊肌,起自面颊深层,止于口角,收缩时使唇、颊贴紧牙齿,帮助咀嚼和吸吮,并可将口角拉向外侧;环绕口裂的环形肌称口轮匝肌,收缩时闭口,并使上、下唇与牙贴紧。颊肌与口轮匝肌共同作用,可做吹口哨动作。

▶上组:包括笑肌、颧肌、提上唇肌和提口角肌。

笑肌(risorius):是一块水平方向的肌肉,相当于耳垂到口角平面,笑肌不同于其他面肌,不起源于骨头,而起于腮腺咬肌筋膜浅面的浅筋膜,越过咬肌表面,止于口角联合部的皮肤和黏膜,并和降口角肌结合。由面神经下颊支支配。收缩可牵拉口角向外侧活动,呈微笑状。

颧肌(zygomaticus):颧小肌起于颧骨的颧颌缝之后,止于口角上外侧。收缩时可向外上方牵拉口角,提起上唇以暴露上颌牙齿,还参与提起并加深鼻唇沟。颧大肌在相当于耳的前方起于颧骨的颧颞缝之前,肌束斜向内下方,止于口角上外侧。收缩时牵拉口角向上外方而呈现笑容。颧小肌和颧大肌均由面神经的颧支和上颊支支配。

提上唇肌(levator labii superioris):亦称上唇方肌,是一块三角形肌肉,位于提上唇鼻翼肌的外侧,在眶下孔以上起于颧骨和上颌骨,止于上唇外侧皮肤,由面神经颊支支配。收缩时能使上唇提升,形成中部的鼻唇沟。

提口角肌(levator anguli oris)：亦称尖牙肌,起于上颌骨尖牙凹,垂直下行止于口角上部皮肤,由面神经颊支支配。作用是上提口角,如在微笑和大笑时。

▶下组：由浅入深,有降口角肌、降下唇肌、颏肌、颊肌和口轮匝肌。

降口角肌(depressor anguli oris)：位于口角下部的皮下,为三角形的扁肌,故又名三角肌。起于下颌尖牙和双尖牙根尖下骨面,部分肌纤维止于口角的外下侧,部分止于口角皮肤,其后缘与颈阔肌肌纤维混合,由面神经下颊支和下颌缘支支配。收缩时使口角下垂,产生悲伤、不满和愤怒的表情。

降下唇肌(depressor labii inferioris)：亦称下唇方肌,位于下唇下方两侧皮下降口角肌深面,外侧部分被降口角肌遮盖,起自下颌体前面的斜线,肌束斜向内上方,与口轮匝肌相互交错,止于下唇皮肤。由面神经下颌缘支支配,收缩时使下唇下降,产生惊讶、愤怒的表情。

颏肌(mentalis)：或称为颏提肌,位于下唇方肌的深面。起自下颌骨切牙窝,肌束向内下方渐增宽,与对侧者靠近,止于颏部皮肤。由面神经下颌缘支支配,收缩时上提颏部皮肤,使下唇前送,产生噘嘴的表情。

颊肌(buccinator)：以慢收缩肌纤维为主,是表情肌中收缩最慢、作用耐久的肌肉。位于面的深部,被提口角肌、颧肌、笑肌和降口角肌遮蔽,内面贴于口腔黏膜,为一长方形的扁肌。起点成弧形,即上自上颌骨牙槽突的后外侧面,后为翼突下颌缝(或称颊咽缝),下自下颌骨三个磨牙牙槽突的外侧面起始后,纤维向口角会聚,部分止于口角皮肤,部分交叉或不交叉,移行于上、下唇,并与口轮匝肌相交织。颊肌可牵拉口角向后,使颊部紧贴上、下颌牙齿,参与咀嚼与吸吮动作,与口轮匝肌协同动作,能做吹喇叭、吹口哨动作,故又名吹奏肌。该肌受面神经颊支支配。该肌与咬肌之间隔以筋膜(颊咽筋膜),为表情肌中唯一完整

7

被覆有筋膜者。

口轮匝肌(orbicularis oris)：位于口裂周围的上、下唇内,为椭圆形的环形扁肌。上至外鼻,下至颏结节上方。肌纤维部分起自上颌骨及下颌骨的切牙,部分起自口角附近的黏膜及皮肤内,部分肌纤维为颊肌、颧肌、提口角肌及降口角肌的延续。其他所有至口周围的肌肉,皆交错编织于口轮匝肌内。此肌收缩时可使口裂紧闭,并可做努嘴、吹口哨等动作,若与颊肌协同活动,可做吸吮动作,此肌受面神经颊支和下颌缘支支配。

2. 眼周围肌

眼周围肌由眼轮匝肌、提上睑肌、皱眉肌和蹙眉肌组成。

眼轮匝肌(orbicularis oculi)：围绕在睑裂周围,肌纤维呈环状排列,为椭圆形扁肌,该肌以快收缩肌纤维为主,是人体运动速度最快的肌肉。眼轮匝肌受面神经的颞支和颧支支配。分为眶部、睑部和泪囊部。睑部纤维收缩时可引起轻微的闭眼活动,如睡眠和眨眼;与眶部纤维共同收缩时引起强有力的闭眼动作;泪囊部纤维收缩可扩大泪囊,使囊内产生负压,以利泪液引流。

提上睑肌(levator palpebrae superioris)：位于眼轮匝肌深面,起于眶顶,止于上睑皮肤和上睑板上缘,由第Ⅲ对脑神经动眼神经支配。其功能是上提眼睑使眼睁开,辅助眼轮匝肌做眨眼、瞬目、眯眼等动作。该肌功能障碍时表现为上睑下垂,睁眼困难。

皱眉肌(corrugator supercilii)：位于眼轮匝肌眶部及额肌的深面,两侧眉弓之间,起自额骨鼻部,肌纤维向上外,止于眉内侧段的皮肤,由面神经颞支支配。此肌收缩可牵拉眉向内侧下方移动,使鼻根上方额部皮肤产生纵行皱纹,加大眉的倾斜度,产生皱眉表情。

蹙眉肌(procerus)：又称降眉间肌,为额肌的延续部分,起自鼻根部,向上止于眉间部皮肤,由面神经颞支和下颧支支配。收缩时可牵引眉间皮肤向下,使鼻根部皮肤产生横纹。

3. 鼻周围肌

鼻周围肌不发达,包括三块小肌。分在鼻孔周围,为几块扁薄小肌,分为横部和翼部,由**鼻孔开大肌**(dilators naris),**压鼻孔肌**(compressor naris)和**降鼻中隔肌**(depressor septi nasi)组成,有开大或缩小鼻孔的作用,受面神经上颊支支配。其中鼻孔开大肌和压鼻孔肌合称为**鼻肌**(nasalis muscle)。

4. 耳周围肌

耳周围肌位于耳郭周围,在人类属退化肌,包括3块小肌。

耳上肌(auricularis superior):又称耳提肌,最大,呈三角形,以扁薄的肌腹起自帽状腱膜,向下止于耳郭,收缩时可上提耳郭,由面神经颞支和耳后支共同支配。

耳前肌(auricularis anterior):较小,常缺如,起自帽状腱膜,肌纤维向后止于耳郭软骨前部,作用为牵耳郭向前。由面神经颞支和耳后支共同支配。

耳后肌(auricularis posterior):位于耳后,起自颞骨乳突底部,向上进入耳甲的凸面,止于耳郭软骨后方,作用为牵引耳郭向后,由面神经的耳后支支配。

5. 颅顶肌

颅顶肌(epicranius):由左、右各一的枕额肌和颞顶肌构成。

枕额肌(occipitofrontal):由前、后两个肌腹及中间的帽状腱膜构成。前部的肌腹称**额腹**(frontal belly)位于额部皮下,起于帽状腱膜,止于额部眉弓处的皮肤,由面神经颞支支配。后部的肌腹称**枕腹,**(occipital belly)位于枕部皮下,起于枕骨上项线及其骨膜,止于帽状腱膜,由面神经的耳后支支配。枕额肌与颅部的皮肤和皮下组织紧密结合共同组成头皮,与深部的骨膜隔以疏松结缔组织。收缩时,枕腹可向后牵拉帽状腱膜,额腹可提眉并使额部皮肤出现水平方向的皱纹(如仰视或惊讶时)。

颞顶肌(temporoparietal):为一块发育不恒定的薄片肌,介于额枕肌额腹与耳前肌和耳上肌之间。起自耳上肌,止于帽状腱膜。

表情肌在非语言交流中是非常重要的,在语言交流中也可增加微妙的隐喻,因此被称为"表情语言"。表情活动往往是表情肌不同肌群的组合运动,如通过眉毛的抬起、嘴角的上扬或下巴的微收,我们可以传递快乐、悲伤、愤怒、惊讶等丰富的情感。双侧表情肌的等张力状态对维持面部的静态平衡特别重要,双侧表情肌的同步运动或拮抗运动对表现面部的动态平衡具有同样重要的意义。(图1-3、图1-4)

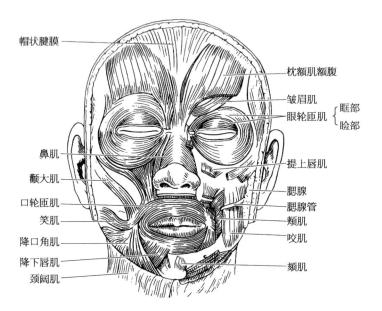

图1-3 头肌(正面观)

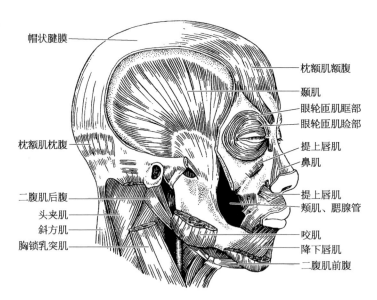

图1-4 头肌(侧面观)

三、面部的血液供应

面部主要由面动脉和上颌动脉的分支供血。面部的小动脉有丰富的内脏运动神经分布,反应灵敏,当情绪激动或患有某些疾病时,面部的色泽也随之变化。

面静脉与颅内的海绵窦借多条途径相交通,因此面部感染有向颅内扩散的可能,尤其是口裂以上,两侧口角至鼻根的三角形区域,因该处面静脉缺乏静脉瓣,感染向颅内扩散的可能性更大,被称为"危险三角区"。

本章节重点论述面浅层的动、静脉分支供应。

1. 动脉

面部的动脉极为丰富,除眼内眦部、鼻背及颞部由颈内动脉分支供应外,其他部分均直接或间接由颈外动脉分支供应。其中面部浅层主要由面动脉分支供应,面侧深区由上颌动脉供应,面侧腮腺咬肌区则由颈外动脉供应。在面浅层,尤其是在睑裂、口裂周围,这些动脉的分支之间形成广泛的吻合。

▶ 面动脉及分支

面动脉(facial artery):于颈动脉三角内起自颈外动脉,穿经下颌下三角,在咬肌止点前缘处,出现于面部。面动脉行程迂曲,斜向前上行,经口角和鼻翼外侧至内眦,改称**内眦动脉**(angular artery)。面动脉的搏动在下颌骨下缘与咬肌前缘相交处可以触及。面动脉供区出血时,压迫此点也有一定的止血作用。面动脉的后方有面静脉伴行,浅面有部分面肌覆盖,并有面神经的下颌缘支和颈支越过。

(1) 下唇动脉(inferior labial artery):在口角外下方 10～20 mm 处发自面动脉,斜向前上,经降口角肌深面穿口轮匝肌,至下唇的腺体、黏膜及下唇诸肌,并与对侧同名动脉及下牙槽动脉的颏支吻合。

(2) 上唇动脉(superior labial artery):较下唇动脉稍粗,于口角外上方 5 mm 处,发自面动脉前壁,迂曲向前,穿口轮匝肌,在此肌与上唇黏膜之间,与对侧的同名动脉吻合。此动脉除营养上唇外,尚发隔支和翼支,至鼻中隔前下部和鼻翼。

（3）**鼻外侧动脉（lateral nasal artery）**：在面动脉经过鼻外侧时发出，至鼻背和鼻翼。

▶ 上颌动脉至面浅层的分支

上颌动脉（maxillary artery）：平下颌颈高度起自颈外动脉，经下颌颈的深面入颞下窝，行经翼外肌的浅面或深面，经翼上颌裂入翼腭窝。

（1）**眶下动脉（infraorbital artery）**：发自上颌动脉，向前上方经眶下裂入眶腔，与眶下神经伴行，经眶下沟、眶下管，出眶下孔至面部，在上唇方肌深面，分为下睑支、上唇支和鼻翼支，分布至下睑、上唇和鼻外侧面，并与内眦动脉、上唇动脉、面横动脉及鼻背动脉吻合。

（2）**颊动脉（buccinator artery）**：为上颌动脉翼肌部的分支，伴颊神经，在下颌支与颊肌下部的深面向前行，至颊肌下部前缘穿出，在腮腺导管穿入颊肌处的上方，分支至颊肌。

（3）**颏动脉（mental artery）**：是上颌动脉的分支下牙槽动脉的终末支，出颏孔至颏部，营养颏部诸肌和下唇。

▶ 颞浅动脉至面浅层的分支

颞浅动脉（superficial temporal artery）：是颈外动脉的终支之一，为颈外动脉的直接延续，从下颌颈的后方起始，于颞下颌关节与外耳道间上行于腮腺深部，在腮腺深面发出面横动脉，然后穿出腮腺上缘至皮下，经颧弓根表面继续上行，与耳颞神经和颞浅静脉伴行。分支分布到腮腺和额、顶、颞部的肌肉和皮肤。

（1）**面横动脉（transverse facial artery）**：在颞浅动脉穿出腮腺之前发出，向前穿腮腺实质，紧贴咬肌表面，经颧弓与腮腺管之间，与面神经颧支、颊支伴行（经其深面或浅面），横过面侧部，沿途分支至腮腺、腮腺导管、咬肌及附近皮肤，并与面动脉、颊动脉、咬肌动脉与眶下动脉的分支吻合。

（2）**颞中动脉（medial temporal artery）**：通常平颧弓高度发自颞浅动脉，穿颞筋膜入颞肌，行于颞鳞外面的颞中动脉沟内，与上颌动脉的分支颞深动脉吻合。

（3）**颧眶动脉（zygomaticoorbital artery）**：在颧弓稍上方发自颞浅动

脉,沿颧弓上缘,经颞筋膜的浅面前行,至眶外侧分布于眼轮匝肌并与眼动脉和泪腺动脉的分支吻合。

(4) 耳前动脉(anterior auricular artery)：为 2～3 个小支,在耳郭前方,由颞浅动脉发出,分布于耳郭及外耳道。

▶ 眼动脉至面部的分支

(1) 眶上动脉(supraorbital artery)：与眶上神经伴行,经眶上切迹或眶上孔出眶,分布于额及颅顶前部肌和皮肤。

(2) 鼻背动脉(nasal dorsal artery)：为眼动脉的终支之一,在滑车及睑内侧韧带之间穿出眶隔,分布于泪囊和鼻根部皮肤。

(3) 额动脉(frontal artery)：或称滑车上动脉,伴滑车上神经穿眶隔,绕眶上缘内侧端,上行分布于额部皮肤。

(4) 泪腺动脉(lacrimal artery)：除伴泪腺神经分布于泪腺外,沿途还发出颧面支,经颧面孔至颧部;颧颞支经颧颞孔至颞窝。

2．静脉

颌面部的静脉按所在位置,可分为浅静脉与深静脉,它们分别与同名动脉伴行,浅、深静脉间可相互交通,颌面部静脉也可借交通支与颅内静脉相交通。面浅部的静脉主要有 2 条。

面静脉(facial vein)：起自内眦静脉,伴行于面动脉的后方,斜向外下方,行经颧肌、笑肌、颈阔肌深面与颊肌、咬肌的浅面之间,在咬肌前缘下端处,绕下颌骨下缘,至下颌角下方与下颌后静脉的前支汇合成面总静脉,穿深筋膜,注入颈内静脉。面静脉沿途收集鼻外侧静脉、面深静脉、上唇静脉、下唇静脉的静脉血。经内眦静脉与眼上静脉相交通,并以面深静脉与翼静脉丛相交通,进而与颅内海绵窦相交通。口角平面以上的一段面静脉通常无静脉瓣,因而面部"危险三角"区的感染,特别是上唇和鼻部的感染,可借眼静脉和面深静脉、翼静脉丛向颅内蔓延。

下颌后静脉(retromandibular vein)：由颞浅静脉和上颌后静脉汇合而成,自腮腺的前内侧穿入腮腺,于外耳门前方,下行于颈外动脉的浅面及面神经各分支的深面,出腮腺下极后分为前、后两支。前支向前下,与面静脉汇合成面总静脉,注入颈内静脉;后支与耳后静脉汇合成颈外静脉。

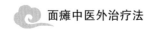

四、面部淋巴结

面部的淋巴管和淋巴结较丰富,了解面部淋巴结的分布、收集范围及淋巴引流方向,对面部炎症或肿瘤的诊断与治疗有重要意义。面部淋巴结较身体其他部位的淋巴结小,数目少,大致可分为4组。

1. 腮腺淋巴结

有20多个,根据其与腮腺的关系,可分为浅、深2组。

腮腺浅淋巴结: 位于腮腺表面,包括耳前淋巴结和耳下淋巴结。收集颞部和额部头皮、眼睑外侧、耳郭以及外耳道的淋巴,其输出管注入颈深上淋巴结和腮腺深淋巴结。

耳前淋巴结数目较少,约4个,位于耳屏前方,在腮腺咬肌筋膜浅面或在此筋膜与腮腺组织间,沿颞浅动脉的后方或外侧,以及沿面动脉而列。

耳下淋巴结位于腮腺的下端表面,亦可沿腮腺后缘向后延伸至耳垂的后方,此淋巴结常被胸锁乳突肌前缘的筋膜包绕。

腮腺深淋巴结: 1~10个,位于腮腺实质内,沿下颌后静脉和面神经而列,此组淋巴结除收集腮腺浅淋巴结的输出管外,还收集腮腺、外耳道、中耳、颊深部、软腭及鼻腔后部的淋巴。其输出管注入颈深上淋巴结和颈外侧浅淋巴结,其深部的输出管可注入颈深上淋巴结的颈内静脉二腹肌淋巴结。

2. 面淋巴结

较小,且不恒定,沿面动脉与面静脉排列,收集鼻、唇、颊、睑等部及口腔黏膜、上下颌牙齿、牙龈等处的淋巴,其输出管主要至下颌下淋巴结。

3. 下颌下淋巴结

2~8个,位于下颌下三角内,下颌下腺周围,或埋于下颌下腺实质内,收集面部、鼻部及口腔器官的淋巴,以及下颌下腺及舌下腺的淋巴,其输出管伴面静脉和面动脉注入颈深上淋巴结,一部分也可注入颈外侧浅淋巴结。

4. 颏下淋巴结

2~4个,位于左右二腹肌前腹与舌骨之间的颏下三角内,在下颌舌骨肌表面,收集颏部、舌尖、口腔底和下唇中部及下颌前部诸牙和牙龈的淋巴,其输出管注下颌下淋巴结、颈前淋巴结或颈深上淋巴结。

第二节　面神经的解剖及病理生理

面部表情运动的丰富性在人类发育得最为完善。它不仅是情感表达的媒介,还是人际沟通的桥梁,更是心理健康的外在表现。通过学习和掌握面神经的解剖生理及病理知识,可以很好地理解面神经的正常或异常情况,为治疗面瘫奠定坚实的基础。

一、面神经的解剖

面神经(facial nerve)是第Ⅶ对脑神经,是由原始神经嵴细胞分化、发育而来的一支混合神经,其复杂的行程、分支模式、与表情肌的联系是在生命的最初 3 个月内建立的,并一直持续到出生后第 4 年才完成。

面神经对于表情肌的支配和控制非常特殊。在人体知名的周围神经中,面神经在骨内行走的距离最长、最曲折;支配的肌肉数量最多,有 24 块;神经支配比率非常小,1 根轴突仅支配 10～25 根肌纤维;其控制的表情动作最为精细和快速,如眨眼动作是人体最快的运动。

(一)面神经的组成

面神经是混合性脑神经,含有特殊内脏运动、一般内脏运动、特殊内脏感觉及一般躯体感觉 4 种纤维成分。① 特殊内脏运动纤维发自面神经核,主要支配面部表情肌;② 一般内脏运动纤维起自上泌涎核,分别经翼腭神经节和下颌神经节换神经元,节后纤维分布于泪腺、舌下腺、下颌下腺以及鼻腔、口腔黏膜的腺体;③ 特殊内脏感觉纤维的神经元胞体位于膝状神经节,其周围突分布于舌前 2/3 的味蕾,中枢突入脑后止于孤束核;④ 一般躯体感觉纤维主要传导耳部小块皮肤的浅感觉和面肌的本体感觉。

（二）面神经的走行

面神经离脑桥小脑角下缘后,常以单根形式(占 83.33%)与听神经共同进入内耳道,也有两根(占 12.12%)和三根(占 4.55%)形式的。在内耳道内,中间神经与面神经运动根合成一干,运动根贴附于前庭蜗神经前上方的凹槽内,中间神经夹于前庭蜗神经及运动根之间。合干后面神经继续向前下走行,于内耳道底穿过蛛网膜及硬脑膜进入颞骨内的面神经管(fallopian canal)。在管内先向前及稍向外行,至面神经管裂孔处急转向后外方,形成面神经膝,在其前缘为膝状神经节。此时膝状神经节前方分出岩大、岩小神经分别至翼腭神经节和耳神经节,分别与三叉神经和舌咽神经相交通。面神经干自此经前庭窗与外半规管之间,形成一弓状弯曲向下,在其垂直转折部分出镫骨肌神经至相应肌肉。主干继续前行过鼓室后壁,在其垂直段的下 1/3 分出鼓索神经,与舌神经相交通。继续垂直向下出茎乳孔后,向前内分出二腹肌后腹肌支及茎突舌骨肌支支配相应的肌肉,并有分支与舌咽神经相交通。主干出茎乳孔后向后上分出耳后支,支配耳后、耳上及枕部肌群,并与迷走神经耳支、耳大神经及枕小神经相交通。主干出茎乳孔后的较粗大分支向前经乳突根部外侧进入腮腺,并在腺体内向中线分叉延伸,最终到达所支配的各组表情肌。

面神经的解剖行程及与其他颅神经的联系如图 1-5。

通常以内耳门和茎乳孔为界将面神经分为颅内、骨内和颅外三段。面神经的颅内段没有分支。骨内段的主要分支有岩大神经、镫骨肌神经、鼓索神经分支。颅外的三级分支为颞支、颧支、颊支、下颌缘支和颈支,分别从颞面干和颈面干发出,是面神经最后的知名分支。颞支、颧支和上颊支一般由颞面干发出,而下颊支、下颌缘支和颈支由颈面干发出。

1. 面神经的骨内段分支

（1）岩大神经(greater petrosal nerve)：为副交感神经纤维,由膝状神经节处发出,于破裂孔附近与颈内动脉交感丛发出的岩深神经(deep petrosal nerve)合并进入翼管,形成翼管神经(nerve of pterygoid canal),穿翼管入翼腭窝内的翼腭神经节,更换神经元后,节后纤维分布至泪腺以

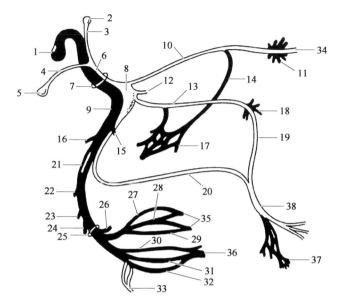

图 1-5 面神经的解剖行程及与其他颅神经的联系

1. 面神经核 2. 上涎核 3. 中间神经分泌支 4. 中间神经感觉支 5. 孤束核 6. 中间神经 7. 内耳门 8. 膝状神经节 9. 面神经水平段（镫骨肌上段） 10. 岩大神经 11. 蝶腭神经节 12. 岩外神经 13. 岩小神经 14. 岩深神经 15. 镫骨肌支 16. 到Ⅹ神经的耳支 17. 鼓丛 18. 耳神经节 19. 与Ⅸ神经交通支 20. 鼓索神经 21. 面神经垂直段（鼓索肌支下段） 22. 耳后支 23. 二腹肌支 24. 茎突舌骨肌支 25. 茎乳孔 26. 耳前支 27. 颞支 28. 颧支 29. 上颊支 30. 下颊支 31. 下颌缘支 32. 颈支 33. 与颈丛交通 34. 经Ⅴ神经第1支支配泪腺 35. 与Ⅴ神经第2支吻合 36. 与Ⅴ神经第3支吻合 37. 到颌下腺和舌下腺支 38. 经舌神经传出纤维到黏液腺，传入纤维到舌前2/3

及鼻腔、腭的黏膜腺。

（2）镫骨肌神经（stapedial nerve）： 起自面神经垂直段的上段，于鼓室后壁经锥隆起后侧发出的分支。继而穿锥隆起内的小管，分布于包藏在该隆起内的镫骨肌，控制该肌肉的收缩运动。

（3）鼓索神经（chorda tympani nerve）： 起自面神经垂直部的中下段，为面神经出茎乳突孔前发出的分支，经鼓索后小管穿入鼓室后壁，沿鼓膜内面前行，横过砧骨和锤骨柄之间达鼓室前壁，再穿岩骨裂出鼓室，行向前下加入舌神经。鼓索神经含有味觉纤维和副交感纤维，前者随舌神经分布于舌前2/3的味蕾，后者进入下颌下神经节，更换神经元后控制舌下腺和下颌下腺的分泌。

2. 面神经的颅外分支

按面神经出颅后分支的形式可将面神经周围支分为四级。

(1) 一级分支: 面神经主干。面神经出茎乳孔后到分支前的一段。该段神经粗细如一根小火柴棒，直径 2～3 mm，长 15～20 mm，在二腹肌后腹的浅面向前下行走到达腮腺，其方向约在外耳道软骨与乳突前壁形成的夹角的平分线上。2 岁以内的新生儿和幼儿，面神经主干位于皮下组织深面。2 岁以后，随着乳突尖部和鼓环的形成，其位置越来越深。到成年时，面神经主干距离皮肤表面可以深达 1.8～5 cm，多数为 2～3 cm。

(2) 二级分支: 颞面干和颈面干是面神经主干的两个主要分支。通常在主干进入腮腺内 1～1.5 cm 处分出，其分叉点距皮肤表面的垂直距离 1.2～3.3 cm，距下颌支后缘的距离为 0.5～1.7 cm，与由下颌角所引出的水平线的垂直距离为 1.9～5.0 cm。

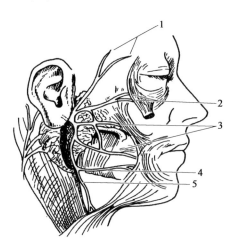

图 1-6　面神经周围段的三级分支(一部分腮腺浅叶已摘除)

1. 颞支　2. 颧支　3. 上下颊支　4. 下颌缘支　5. 颈支

(3) 三级分支: 为颞支、颧支、颊支、下颌缘支和颈支(图 1-6)，分别从颞面干和颈面干发出，是面神经最后的知名分支。颞支、颧支和上颊支一般由颞面干发出，而下颊支、下颌缘支和颈支由颈面干发出。

临床上习惯将面神经的二级和三级分支穿过腮腺的平面作为腮腺深部和浅部的界限。腮腺深部较小，主要位于下颌后凹内，部分在咬肌后上方的下颌支表面。腮腺的浅部较大，覆盖面神经的二级和三级分支。实际上，在面神经分支之间的深、浅两部腺体组织是连接一体的，并无平面可言，只是面神经分支凭借其神经外膜与腮腺腺小叶的包膜分隔，是手术能够解剖面神经的基础。面神经各个三级分支离开腮腺边缘的位置也是解剖面神经的重要标志。

颞支（temporal branch）：常有 1~2 支，在下颌支浅面的腮腺组织中向上并略向前走行，从腮腺上缘的深面和咬肌肌膜的浅面之间穿出，相当于颧弓的中 1/3 段走在颞筋膜浅层的浅面，这是解剖面神经颞支的重要平面。颞支支配额肌、皱眉肌、蹙眉肌、眼轮匝肌上部、耳前肌和耳上肌，其末端分支（四级分支）与三叉神经的眶上神经、泪腺神经、颧颞神经、耳颞神经等可能存在交通。颞支受损同侧额纹消失，眉毛不能上抬，不能皱眉。

颧支（zygomatic branch）：在颧弓下方穿出腮腺浅部的深面时常为 2~3 支，于眼轮匝肌的外下象限进入该肌深面。其向上的分支支配眼轮匝肌的眶上部和上睑部、额肌的下部，向下的分支支配眼轮匝肌的眶下部和下睑部、颧大肌，其末端分支（四级分支）与三叉神经的眶上神经、颧面神经、眶下神经可能存在交通。颧支司眼睑闭合，是面神经各分支中功能最重要的一支，受损后造成眼睑不能闭合或下睑下垂。

颊支（buccal branch）：由上、下颊支组成。上颊支常发自颞面干，一般为 2 支，穿出腮腺前缘后常与腮腺导管伴行，因此其体表投影与腮腺导管的体表投影一致。下颊支一般在颈面干的起始部附近发出，常为 2~3 支，穿出腮腺后，在腮腺浅部的深面和咬肌肌膜的表面之间向前行走。颊支支配鼻肌、口轮匝肌、提鼻翼上唇肌、上唇方肌、提口角肌、颧小肌、颧大肌、笑肌、降口角肌和颊肌，其末端分支除了与颧支和下颌缘支有交通外，还与三叉神经的眶下神经、颏神经、颊神经有交通，共同形成眶下丛。颊支损伤后则出现鼻唇沟变浅或消失，鼻翼不能上抬，鼻孔不能张大，上唇运动力减弱或发生偏斜，鼓腮漏气等体征。

下颌缘支（marginal mandibular branch）：常为 1 支，偶有 2 支，从腮腺尾部和浅部交界处从腮腺穿出后，走在咬肌肌膜浅面与颈阔肌深面之间。下颌缘支支配降口角肌、下唇方肌和颏肌，其末端分支与下颊支和颈支可能交通，与三叉神经的颊神经和颏神经也有交通。下颌缘支损伤后导致口角歪斜、流涎。

颈支（cervical branch）：由腮腺尾部的深面浅出，支配颈阔肌，并与颈丛皮神经有交通。有时颈支可发出一返支向前上并入下颌缘支。

(4) 四级分支：是从面神经三级分支后到达靶肌的所有分支。除了支配颊肌的分支是从浅面进入肌肉的以外，其余分支都是由表情肌的深面进入肌肉。由于面神经的四级分支数量众多，直径纤细，相互交通，又距靶肌很近，故临床上单纯的面部开放伤损伤到四级分支，无须做神经修复，只要彻底清创，准确对位缝合软组织，凭借众多的再生神经纤维、较短的再生距离、再生耗时较短以及各分支之间的交通和与三叉神经的广泛交通，一般不会遗留面瘫。

（三）面神经行程中的神经节

(1) 膝状神经节：此神经节位于颞骨岩部上面，在面神经内耳迷路段转折处的面神经管裂孔处，为面神经膝的膨大部。节内细胞为假单极神经元，其周围突向前经岩大神经、膝鼓室支和岩外神经分别接受翼腭神经节和耳神经节的中枢突，以及脑膜中动脉交感神经丛。主要是来自舌前2/3的特殊感觉纤维-味觉纤维在此节交换神经元。其中枢突经中间神经至孤束核上端。

(2) 翼腭神经节：为位于翼腭窝内的副交感神经节，由副交感根、交感根和感觉根组成。① 副交感根起自上泌涎核，经面神经的岩大神经到达该神经节，于节内更换神经元；② 交感根来自颈内动脉交感丛的岩深神经；③ 感觉根来自上颌神经的分支翼腭神经。交感根和感觉根仅从该节路过，并不更换神经元。从翼腭神经节发出的分支分布于泪腺、鼻甲、腭的黏膜，主黏膜的一般感觉及控制腺体的分泌。

(3) 下颌下神经节：为副交感神经节，位于舌神经与下颌下腺之间，同样也由副交感根、交感根和感觉根组成。① 副交感根起自上涎核，经面神经的鼓索加入下颌神经的舌神经，再抵达此节，并于此节内更换神经元；② 交感根来自交感丛；③ 感觉根来自舌神经。下颌下神经节的分支分布于舌下腺和下颌下腺。

二、面神经的临床应用解剖

从以上面神经的解剖关系不难看出，临床涉及面神经疾患涵盖多个学科。不同学科在不同的解剖部位采用不同的临床检查手段，这就要求我们对整个面神经的解剖及其支配的器官和组织的解剖关系有一个全面和立体的了解。

（一）面神经分布及其支配组织器官的临床应用

位于脑桥的面神经核团在接受核上不同的神经纤维束后，从脑桥发出感觉根和运动根经内耳道及狭长的面神经管，经茎乳孔出颅分布于面部各表情肌（表1-1）。

表1-1 面神经分布及其支配组织器官的临床应用解剖

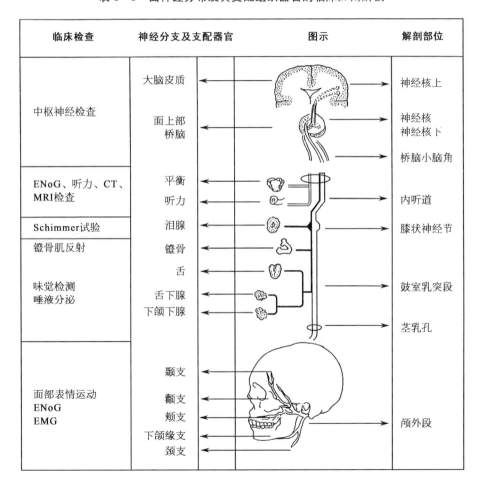

临床检查	神经分支及支配器官	图示	解剖部位
中枢神经检查	大脑皮质		神经核上
	面上部 桥脑		神经核 神经核下
			桥脑小脑角
ENoG、听力、CT、MRI检查	平衡 听力		内听道
Schimmer试验	泪腺		膝状神经节
镫骨肌反射	镫骨		
味觉检测 唾液分泌	舌 舌下腺 下颌下腺		鼓室乳突段
			茎乳孔
面部表情运动 ENoG EMG	颞支 颧支 颊支 下颌缘支 颈支		颅外段

在此行程中，不同部位的病变涉及不同的学科和不同的检查方法。常见的病变包括核上性病变、核性及髓内纤维病变、核下性病变。

1. 核上性病变

病变发生于脑桥面神经核以上部位,多见脑血管意外和脑肿瘤,因此患者常就诊于神经内科和神经外科,由该专业医师进行中枢神经系统的检查确诊。由于核上性面神经麻痹受损的为皮质脑干束,其支配的面神经核的下部失神经支配,导致对侧颜面下部的表情肌瘫痪,临床表现为对侧鼻唇沟变浅,口角下垂。而颜面上部的表情肌运动因受双侧皮质脑干束的支配,瘫痪体征明显较轻或没有瘫痪体征,这也是周围性面瘫和中枢性面瘫的鉴别要点。

2. 核性及髓内纤维病变

脑桥病变时损害了面神经核及脑桥内由面神经核发出的纤维,则出现病变同侧面神经周围性瘫痪。如果病变的范围较大侵及了同侧的锥体束,则出现面神经性交叉性瘫痪;病灶侧面神经周围性瘫痪,病灶对侧出现舌下神经及上下肢中枢性瘫痪。围绕外展神经核附近的面神经纤维病变时,容易损及外展神经核,则出现病灶侧面神经及外展神经的瘫痪。面神经核的病变多见于肿瘤、炎症、血管病、急性前角灰质炎(脑干型)及脱鞘性病变等。应由神经内科专业医师对中枢神经系统进行检查确定。

3. 核下性病变

面神经麻痹即周围性面瘫,是本书中医外治法论述的重点,涉及内耳道、膝状神经节、鼓室乳突内部分及出茎乳孔后的终末支的病变,可能有平衡能力、听力、泪液分泌、唾液分泌和舌前 2/3 味觉的改变,以及整个面部表情的异常,其临床主要涉及耳鼻喉科、口腔颌面外科、针灸、康复科等。

(二) 面神经损伤的解剖定位诊断对临床的意义

在临床实践中,基本区别上部或下部运动神经元麻痹后,应设法确诊损伤的严重程度,而不是确定精确的解剖位置。可以把观察到的面部活动、流泪、镫骨肌反射、味觉和二腹肌功能(张口时下颌的偏斜)系统化,作为解剖定位的依据。但该定位方法有其局限性,仅适用于早期损伤。病程较长可能出现某些功能的部分恢复或由于向下变性又丧失了某些功能。流泪功能很快就恢复。在仍无镫骨肌反射的情况下,味觉功能也可能恢复。小脑桥脑角肿瘤(膝上病变)可能由于下行变性而失去味觉。贝尔麻痹不论味觉功能是否受影响，都可能存在镫骨肌麻痹。再则，流泪、镫骨肌功能和味觉均可能在不同时间得到全部恢复。因此，在一段时间后，有可能出现假象。对于局限性损坏，如肿瘤或局部外伤等永久性损害，其定位诊断是可靠的，但对于弥散性"神经炎"，诸如贝尔麻痹或拉姆齐·亨特综合征，则必须综合考虑。所以可将流泪、味觉、镫骨肌和唾液分泌功能损害的情况看作病变严重的指征，而不只是证实其所在的位置，需要将这些情况和发病时间一起来判断预后才有意义。

三、面神经的生理病理学

（一）正常面神经结构

1. 神经元

神经元（neuron）：又称神经细胞（nerve cell），是神经系统的结构和功能单位（图 1-7）。面神经的神经元由胞体和轴突所组成。

（1）胞体（soma）：是神经细胞的营养中心。位于脑桥下部网状结构腹外侧部的面神经核内，面神经核内含约 7 000 个胞体。每个胞体通过轴突各支配 10～25 条表情肌纤维。

（2）轴突（axon）：自胞体发出，是神经纤维的核心部分。面神经的轴突均由髓鞘所包绕，轴突与髓鞘之间有基膜。髓鞘分成许多节段，每一节髓鞘是一个施万细胞的胞膜包绕轴突而形成的多层膜结构。各节髓鞘之间的间断处称郎飞结。相邻郎飞结之间的一个施万细胞及其髓鞘称结

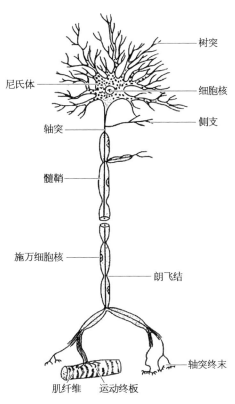

图 1-7　面神经神经元模式图

间体。

轴突的主要功能是传导神经冲动,当面神经核内的神经元发出冲动,面神经轴突去极化,将冲动传导到其效应的面部肌肉。面神经属有髓纤维,髓鞘内的髓磷脂是一种电绝缘体,去极化波跃过一个又一个郎飞结。这一过程称为"跳跃传导",其传导速度很快,达每秒 70～110 m。面神经纤维的这种结构设计使得神经冲动能够快速、有效地沿神经纤维传递,从而确保面部表情肌能够迅速响应大脑的指令,进行相应的运动。

当神经元受损时,引起神经纤维的脱髓鞘及不完善的再髓鞘化,包被轴突的髓磷脂变薄,郎飞结之间的距离也发生改变,从而导致传导速度明显减慢,去极化的域值增高。

2. 结缔组织膜

面神经外面有三层由结缔组织构成的支持性鞘膜,分别称为神经外膜、神经束膜及神经内膜(图 1-8)。

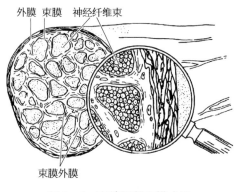

图 1-8 面神经断面模式图

（1）神经外膜（epineurium）：是面神经最外层的疏松结缔组织,由纵行的胶原纤维束组成,其中有营养血管和淋巴管。神经外膜的疏松结缔组织不仅包裹在神经干的外面,而且深入到神经束之间。它的主要功能是保护神经纤维束免受外部损伤,并提供一定的支持。

（2）神经束膜（perineurium）：神经外膜包裹的神经纤维又分成大小不等的神经纤维束,每一神经纤维束均由神经束膜包裹。它的主要功能是通过神经束膜上皮细胞胞质内的饮液空泡的作用,完成物质的主动输送;通过扩散屏障作用,防止大分子物质由血流进入神经中,保护神经纤维免受束膜外炎症的内渗和防止毒素侵入神经纤维;使神经束内保持正压;对所包裹的神经组织起支持作用。神经束膜内无毛细淋巴管存在,束膜内水肿不易得到引流。

（3）神经内膜(endoneurium)：神经纤维束内的每条神经纤维又由薄层疏松结缔组织包裹，称神经内膜。其是围绕施万细胞外的一层薄膜，由少量结缔组织纤维和极少的扁平的结缔组织细胞所组成。它的主要功能是提供营养、保护和支持神经纤维。内膜中的施万细胞可以产生髓鞘，帮助加速神经冲动的传导速度。

总之，面神经外膜、束膜和内膜共同构成了神经纤维的保护和支撑系统，它们各自发挥着不同的作用，确保神经纤维能够正常地传递信号。

（二）面神经损伤的分级

Sunderland 根据周围神经纤维受损的严重程度，将神经损伤分为五级（图 1-9）。这种分级方法被广大学者所接受。

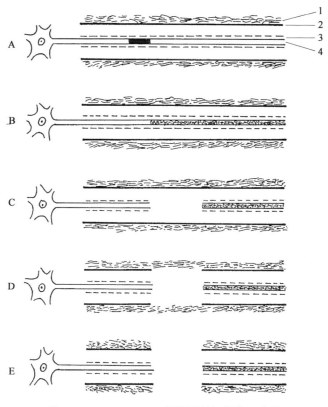

图 1-9　Sunderland 五级周围神经损伤示意图

1. 外膜　2. 束膜　3. 鞘膜　4. 轴突
A. 传导阻滞　B. 轴突横断但内膜完整　C. 神经纤维横断而束膜完整
D. 神经束横断，神经干尚有外膜相连　E. 神经干完全横断

Ⅰ级损伤：即神经失用。形态学上,神经纤维的各层膜结构保持完整。由于神经内压增高,产生生理性神经阻断,神经通过受压部位时不传导冲动,但对病变远端的电刺激发生反应。如果神经受压松解,面部表情活动可在 3 周内迅速恢复。

Ⅱ级损伤：如果受压未能解除,神经内压力进一步增高,静脉回流障碍,轴突近远端肿胀,最后经过受压处的动脉血供阻断,轴突减少。Seddon 称这类损伤为轴索断裂伤。如果这一过程得以缓解,损伤可得到完全恢复,但较Ⅰ级损伤恢复所需时间延长,在 3 周至 2 个月内开始恢复。因变性的轴突进行再生颇费时,但只要神经内管完整,数量上不减少,仍可得到完全恢复而不致造成不完善的再生。

Ⅲ级损伤：即神经断裂伤。实际上属于神经内膜和轴索的断裂。由于神经内压继续增高,神经内管减少,对电刺激反应明显降低,2～4 个月见不到自行恢复的表现。虽然有轴突再生,但周围侧见不到神经内膜管。由于许多轴突进入不正常的神经内管,故最终不能完全恢复,伴有连带运动。连带运动为伴随着随意运动发生的不随意运动。不全再生的程度与神经内管破坏的数目直接相关。

Ⅳ级损伤：属于神经束膜及其神经束的断裂。

Ⅴ级损伤：属于包括神经外膜在内的神经完全断裂。

一般来讲,贝尔麻痹和拉姆齐·亨特综合征能够引起Ⅰ～Ⅲ级面神经损伤,在手术、颞骨骨折或肿瘤等可导致面神经离断的情况下才会出现Ⅳ～Ⅴ级损伤。但临床工作中发现相当一部分的贝尔麻痹和拉姆齐·亨特综合征可以达到Ⅳ～Ⅴ级损伤,所以治疗后功能恢复欠佳。

(三) 面神经的神经损伤与修复

1. 神经纤维的变性

神经纤维受损伤,如神经被切断后,切断处周围侧神经纤维的全长将发生变性,轴突破裂和溶解。首先是神经末梢发生肿胀,其内的突触小泡数量减少,神经丝围绕成堆的线粒体,并缠结成环状的结构,随后整个末梢都充满神经丝,在银染色标本上呈现肿胀的溃变终球,后期发生细胞器破碎,这种离心方向的溃变称为 Waller 溃变或次级溃变。而与胞体相连的中枢侧神经纤维发生逆行性变性,即轴突的断裂溶解由切断处向胞体方向进行,这种溃变又称为间接 Waller 溃变或初级溃变。轴突与神经细胞胞体离断后,数小时内即可见到结构改变。电镜下首先表现为轴突内细胞器分布不均,继而细胞器肿胀、溶解乃至消失,最后导致整个轴突破碎溶解。断离神经纤维中枢侧的轴突,在紧靠损伤处的改变基本上与周围侧相同,但仅局限于数个郎飞结的结间段。逆行溃变的距离与损伤的轻重相关,神经撕裂伤者造成逆行溃变的距离较长,严重者引起中枢侧轴突的全部变性,甚至整个神经细胞坏死。如果损伤后的神经细胞胞体尚完好,则轴突内细胞器继续被输送过来,使靠近断端处肿胀并发生回缩,然后修复轴膜并封闭断端,使更多的细胞器聚集,断端轴突粗大,称回缩球,成为损伤神经纤维再生的基地(图 1 - 10)。

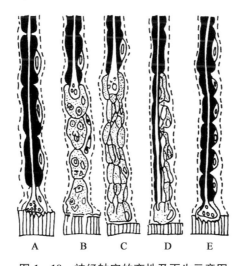

图 1 - 10　神经轴突的变性及再生示意图

A. 正常神经　B. 轴突断后 7 天,施万细胞增殖形成宾格尔带,胞质中含髓球　C. 从回缩球上长出轴突再生芽　D. 新生轴突外髓鞘再生
E. 新生轴突已长到靶器官,新生髓鞘结间距离变短

　　神经纤维损伤后数小时,髓鞘发生相应改变。由于结间段髓鞘的收缩,郎飞结的结间隙增宽,髓鞘出现许多类似髓鞘切迹的结构,系髓鞘板层间支持蛋白降解,板层结构疏松所致。1 天后逐渐出现髓鞘板层结构模糊以至消失,继则髓鞘物质聚集成椭圆形小体,内含轴突的碎块和髓鞘物

质,椭圆形小体再分裂和聚合成大小不等卵圆形髓球,此为髓鞘的物理性崩解过程。1周后出现髓鞘变性的化学性崩解过程,髓鞘物质中较复杂的髓磷脂降解为较简单的类脂,继而降解为中性脂肪。髓鞘的变性、崩解及消失过程称为脱髓鞘。

在轴突和髓鞘变性的同时,施万细胞也发生改变,但不是退化,而是活跃地增殖。表现为细胞增大而松散,胞质突起增多,浆内粗面内质网和游离核蛋白小体增多,意味着大量合成蛋白质。胞核增大,核仁明显,后期常见到有丝分裂。增殖的施万细胞与巨噬细胞一起清除破坏的髓鞘,在轴突的再生和形成新的神经纤维中起重要作用。

神经末梢变性后可使突触后的效应器退化,称跨突触变性,一束运动神经纤维支配的肌纤维群,当其中少数神经发生末梢变性时,总体来说这群肌纤维仍有功能,并未"失用",但这些变性神经纤维支配的肌纤维却发生变性,表现为肌纤维中央区模糊、淡染。一般认为神经末梢的变性过程较轴突的变性过程快。

2. 周围神经的再生

新骨形成的过程既有成骨现象,又有破骨细胞的活动,神经纤维的再生与新骨形成过程相似,与神经纤维的溃变也是彼此重叠的过程,溃变过程中包含神经纤维的再生。

(1) 神经细胞的复苏:神经细胞的再生不是以细胞增殖形式完成的,严格地讲应称为复苏。由于神经细胞的胞体是神经元的营养中心,因此,只有在胞体没有死亡的条件下才有神经纤维的再生。胞体约于损伤后第3周开始恢复,胞质内的尼氏体重新出现,胞体消肿,胞核恢复中央位置。胞体的完全恢复需3~6个月,恢复中的胞体不断合成新的蛋白质及其他产物输向轴突,使断端中枢侧的轴突末端长出许多新生的轴突支芽,称为终末再生。

(2) 施万细胞的增殖:神经断端周围侧的轴突和髓鞘虽然崩解,但施万细胞肥大增殖,一方面清除溃变的物质,另一方面为轴突的再生"铺路"。首先,施万细胞与神经纤维基膜分离,并大量增殖。从伤后数天到3周,细胞的数目可增加到原来的10倍以上。如果神经损伤轻微,神经纤维基膜保存较完整,有利于施万细胞的"铺路",否则需要两断端的施万细胞重建纤维基膜,增加了"铺路"的困难。增生的施万细胞可沿着基膜整齐地排列,相互结合形成一条新的细胞带,称为宾格尔带,引导再生的神经轴突支芽向一定的方向生长,直到其靶器官。

(3) 周围神经的再生: 周围神经再生时,胚胎时期的生长锥再度出现,它具有很强的朝向性,如立体朝向性(最小阻力、界面、细胞排列成束及表面轮廓)、差别粘附基础上的朝向性、电朝向性和化学朝向性,其中由溃变的髓鞘和施万细胞形成的宾格尔带对再生神经的引导性最强。再生神经纤维以两种方式伸长,按照再生神经在宾格尔带内再生和在宾格尔带外再生将其分为髓内再生和髓外再生。神经修复追求髓内再生的效果,因为髓内再生不仅生长速度快,而且倾向于恢复原有运动单位所属的肌纤维之功能。随着再生神经的不断伸长,新生的髓鞘由近及远地逐渐由薄变厚,但是要恢复到原来的厚度需要很长时间。光镜下见再生神经纤维上郎飞结增多,结间距离缩短,原来的一段结间可以分成数段,因而神经冲动的传导速度减慢。

(4) 神经的侧支生芽和超长再生现象: 当骨骼肌的一部分因损伤或病理性损害而失去神经支配时,只要没有瘢痕组织的阻挡,经过一定的时间,即使没有进行神经修复手术,这部分肌肉仍有可能获得神经的再支配。组织学发现这是由于邻近的正常神经从郎飞结发出侧支代偿性支配了已经失去神经支配的这部分肌纤维,这些如同生芽一样发出的侧支甚至可以穿过肌肉的外膜,支配邻近的失神经肌肉。根据再生神经与失神经靶肌距离的远近可分为高位侧支和低位侧支,距离较远的可以通过高位侧支来代偿,距离较近的常通过低位侧支来代偿,而且遵循"先到先支配"的原则。神经吻合或神经移植的实验中,一根轴突的再生轴芽长入2根或2根以上的宾格尔带也属于高位侧支。最低位的侧支可以发生在神经末梢之前,组织化学染色观察似乎是再生的侧支发自神经的终末,即所谓"超末梢再生"现象,这是神经再生过程中能够扩大其支配范围的组织形态学基础。超长神经移植和跨面神经移植的临床和基础研究均证明,神经的再生有超过其自然长度的能力。

3. 神经再生的条件

① 必须有存活的运动神经元。② 神经的周围支必须有生物性连接，不受非神经组织（除肌组织外）的阻挡。③ 神经的周围支沿途必须有血液供应。④ 靶器官肌组织没有发生严重萎缩。⑤ 年龄也是神经再生能力的重要因素。

第三节　面瘫病因和分类

一、面瘫的病因、分类

引起面神经病变的疾病很多，炎症性疾病如急慢性中耳乳突炎、病毒感染所致的贝尔麻痹、疱疹性膝状神经节炎（Hunt 综合征）、恶性外耳道炎、脑膜炎、岩锥炎、腮腺炎、耳结核等；外伤性疾病如颞骨骨折、手术损伤、面部外伤、产伤、爆震伤等；肿瘤如面神经鞘瘤、面神经纤维瘤、听神经瘤、三叉神经肿瘤、小脑桥脑角脑膜瘤、胆脂瘤、小脑半球的胶质瘤、脑干肿瘤、颞骨内肿瘤、转移性肿瘤、腮腺肿瘤等；代谢性疾病如甲状腺功能减退、糖尿病；血管源性疾病如变异血管压迫、高血压、脑卒中、颞动脉炎、动脉周围炎、Wegener 肉芽肿等。遗传性、传染性、中毒性疾病等都有引起面神经病变的可能。

但关于面瘫的分类至今尚无确切的为大家所公认的分类系统，笼统地可将其分为中枢性面瘫和周围性面瘫。中枢性面瘫中传统的概念又将其分为核上瘫和核下瘫。而周围性面瘫由于其病因的复杂性，在分类上存在很大争议。结合相关文献资料，大致有以下一些分类。

（一）新生儿面瘫

新生儿面瘫指患儿出生时即有面瘫的表现，一般有先天性和后天获得性两大类。关于先天性面神经麻痹，多为综合征的表现，又称"发育性面神经麻痹"，是指胚胎发育中出现的发育障碍，包括 Mobius 综合征、不对称性哭-面综合征、小儿眼耳脊椎综合征等颜面畸形。新生儿获得性面瘫又分为出生前获得性面瘫和出生后获得性面瘫两种，前者多由于孕妇在怀孕过程中受外界因素影响，或宫内环境的改变而导致的各类面神经或颈骨及面神经管发育畸形，这类患儿仅占新生儿面瘫的很小一部分。后天获得性新生儿面瘫以产伤为多见，如分娩时患儿胎头变形及产钳夹伤。

（二）外伤性面瘫

（1）各类创伤因素：常见于交通意外、工作意外或其他意外伤害。其中颅颌面外伤导致颅底骨折，特别是颞骨骨折引起面瘫的患者占比较高；颞骨的枪弹伤也可以导致面神经的直接损伤；中耳的穿通伤和冲击伤可能导致面瘫的发生；其他较少见的可导致面瘫的创伤有鼻通气伤、高压麻痹（潜水）、低压麻痹（高空）等。

（2）物理性损伤：包括冻伤、热灼伤、电灼伤、放射性损伤、激光损伤等。

（3）化学性损伤：有毒物质对神经局部的直接损伤，包括面神经分布区域神经毒性药物的注射，如酒精、甲苯胺蓝、溴化钙等药物。

（三）医源性面瘫

医源性面神经损伤与外伤性面瘫一致，其不同点在于面神经的损伤范围限制在手术或治疗介入的范围以内，伤情比较单纯。最常见的是耳外科手术、颞骨外科及腮腺外科手术造成的各类不同程度的创伤性面瘫，其他还有口腔颌面外科手术的下颌下切口及颞下颌关节区的手术也常造成面神经不同分支的损伤。其他有文献报道的医源性面神经损伤包括：下牙槽神经阻滞麻醉、抗破伤风血清注射、狂犬疫苗接种、电离子透入疗法、牙科治疗、下颌骨矢状劈开术及扁桃体及腺样体切除术后。

（四）炎症性面瘫

感染引起的面瘫在整个周围性面瘫病例中仅占很小的比例，包括特异性感染和非特异性感染两方面。其中外耳道炎症、中耳炎、乳突炎、急性化脓性腮腺炎、栓塞性海绵窦炎、耳郭带状疱疹都是引起面瘫较为常见的感染因素。其他罕见的伴发面瘫的感染包括脑炎、小儿脊髓灰质炎、流行性腮腺炎、单核细胞增多症、流感、柯萨奇病毒感染、疟疾、梅毒、耳结核、肉毒杆菌感染、急性出血性结膜炎、毛菌病、腭口线虫病、猫抓病等。

（五）肿瘤相关性面瘫

肿瘤相关性面瘫主要指发生在颅内或颅外的肿瘤直接或间接侵及或压迫面神经从而造成周围性面瘫。较常见的肿瘤有以下儿类。

（1）面神经瘤：面神经鞘膜瘤和面神经纤维瘤。

（2）颞骨肿瘤：原发性肿瘤有良性与恶性之区分。良性的有先天性胆脂瘤（上皮样瘤）、颈静脉球体瘤、神经瘤；恶性的有鳞状细胞癌、嗜酸性肉芽肿、耵聍腺癌、柱状细胞瘤、腺癌、基底细胞癌、纤维肉瘤、骨肉瘤、横纹肌肉瘤等。

（3）转移性：鳞状细胞癌、腺癌、皮质样肾瘤、恶性黑色素瘤、血液恶病质、白血病、红细胞增多症。

（4）腮腺肿瘤。

（5）颅内肿瘤：听神经瘤、脑膜瘤、胶质瘤、圆柱细胞瘤、星状细胞瘤、淋巴管瘤、横纹肌肉瘤。

（六）代谢性因素导致的面瘫

由全身代谢功能异常导致的面瘫以严重的糖尿病最常见。文献上还有甲状腺功能亢进或低下、妊娠、高血压、急性血卟啉症以及维生素 A 缺乏亦可伴发面瘫。

（七）中毒引起的面瘫

全身中毒导致面瘫较多见的文献报道有沙利度胺中毒、破伤风毒素以及全身酒精中毒导致的面神经麻痹，其他还有白喉、一氧化碳、炔雌醇及砷中毒导致面瘫的报道，此类面瘫多双侧受累。

（八）特发性面瘫

特发性面瘫是周围性面瘫最常见的病因，超过半数的周围性面瘫患者为贝尔麻痹，但对其诊断一定是在排除其他因素之后。

贝尔麻痹因其高发病率、独特的疾病特征在医学领域占据了重要的地位，但其诊断并不是轻而易举的。医生在做出诊断之前，必须排除其他所有潜在的混淆因素，确保诊断的准确性。面对贝尔麻痹这种诊断的复杂性和严谨性，要提高我们在临床实践中的诊断和治疗水平，加强了解和研究贝尔麻痹相关流行病学、病因病理、分期、诊断、治疗等现代医学上的发展显得尤为重要。

鉴于此,笔者就上述提及的贝尔麻痹有关内容,作一专题陈述,以帮助读者更深入地了解和研究这一疾病,提高临床疗效。

二、贝尔麻痹

(一)流行病学

贝尔麻痹(Bell 麻痹)是茎乳孔内面神经急性非特异性炎症所致的周围性面瘫,占所有周围性面神经麻痹病例的 60%～75%。国内外以及不同地区之间的发病率报道差异较大,可能与种族、环境、气候、地理等差异有关。文献中报道的年发病率为 10.28/10 万～49.77/10 万人。可发生于任何年龄,无明显的季节性,发病急,多见一侧面部发病,女性略高于男性(1.2∶1),尤以生育期女性发病率较高。研究发现妊娠期女性发病率更高,患贝尔面瘫的危险性是同年龄段非妊娠期女性的 3.3 倍,常见于妊娠第三期(即妊娠晚期,孕期最后 3 个月)以及产褥初期。左右两侧的发病率相同。复发率为 2.6%～15.2%,可以是同侧或对侧。研究表明复发性贝尔麻痹最常见的相关危险因素是糖尿病、高血压、阳性家族史和妊娠。其中糖代谢异常是最常见的内在因素。有学者认为糖尿病患者出现贝尔面瘫的危险性是健康人的 4.5 倍。有人调查发现 14.1% 的贝尔面瘫患者伴有高血压。虽然本病 71%～90% 通过积极、合理的治疗完全恢复,但仍有 10%～25% 的患者会遗留不同程度的面神经功能障碍。

(二)病因病理

1. 病因

关于贝尔麻痹病因可能有面神经本身或其外周病变。面神经本身的因素认为系受风寒引起局部营养神经的血管发生痉挛,导致神经缺血、水肿及受压迫,也有认为是风湿性或病毒感染所致;外周因素则有因茎乳孔内骨膜炎致使面神经受压或血循环障碍,导致面神经麻痹。也有学者提出中枢病变学说及遗传因素可能是其致病因素。

（1）物理因素： 较传统的观点认为外环境因素，如寒冷刺激等可导致面神经血运障碍，进一步引发面瘫。

（2）病毒感染： 自从 McCormick 于 1972 年提出人类单纯疱疹病毒感染可能与该病有关以来，病毒感染在贝尔麻痹致病因素中成为最受关注的因素之一，截至目前认为可能相关的病毒感染包括 Ⅰ 型单纯疱疹病毒、巨细胞病毒、带状疱疹病毒、EB 病毒柯萨奇病毒、人类免疫缺陷病毒等，其中以单纯疱疹病毒最多见。

（3）解剖因素： 面神经在内耳一直走行于曲折而狭窄的骨管内，在内耳道及膝状神经节之间的迷路段缺乏神经外膜和神经外周组织，神经内膜和蛛网膜组织也很少，因此神经在此段最易损伤而引致水肿；其次，近来对血管内血液内皮素，如内皮素 - 1（endothelin-1，ET - 1）的研究表明，贝尔麻痹患者血液中 ET - 1 的水平明显高于正常人。

（4）机体的应激因素： 长期以来，有学者认为，贝尔麻痹患者中，机体处于疲劳及应激状态的居多，因此认为，机体的应激状态可能是其发病因素之一。

2. 病理

贝尔麻痹的病理生理机制是基于不同的病因学说，同时结合临床报道的病理改变进行推测的。

病毒感染学说认为，病毒潜伏在三叉神经节、脊神经感觉神经节以及膝状神经节等处，通过抑制受感染细胞凋亡以及免疫逃逸等机制维持着自身的潜伏状态，此时不产生完整的病毒颗粒，因此不会产生临床症状。在特定条件下，如上呼吸道感染、外伤、神经损伤、免疫抑制、机体应激、情绪变化、妊娠等，病毒激活复制，对神经节造成损伤，引起神经功能障碍，可表现为头面颈的感觉迟钝。然后病毒进入轴突并沿神经轴索扩散，引起面神经炎，同时也可引起脊神经根炎、局部脑膜脑炎等。在受累神经中病毒感染施万细胞，病毒积聚在细胞的纤维蛋白鞘内。当病毒经细胞膜破出时，出现胞膜受损的自身免疫反应，导致鞘磷脂断裂、髓鞘脱失、淋巴细胞浸润等病理改变，造成神经炎性改变，引起神经肿胀。由于面神经管是骨性管道，肿胀的神经在固定的空间内受到骨质挤压，引起神经嵌压性损伤,压迫持续存在引起血供障碍、静脉回流障碍、轴浆流动受阻,反过来使压迫进一步加重,造成轴索和髓鞘崩解。

神经缺血学说认为,鼓膜受冷空气的骤然刺激可能引起供应鼓室段面神经的血管出现运动神经反射,造成神经营养血管痉挛收缩,致使神经出现缺血、水肿、受压,上述病理因素相互作用形成恶性循环,使神经出现脱髓鞘改变,神经功能发生障碍而出现面肌瘫痪。其他因素如感染、免疫反应、自主神经功能紊乱等也可引起神经血管循环障碍,从而导致神经缺血、水肿,继而发生脱髓鞘改变。

从上述可能的病理生理机制上来看,病毒感染、免疫反应和神经缺血可能都参与了贝尔麻痹的发生、发展过程。病毒感染作为疾病的病因,而免疫反应、神经缺血水肿参与了疾病的病理生理过程。

由于贝尔麻痹的自限性病程和伦理学限制,获取面神经组织标本困难,因此尽管是一种常见的疾病,但贝尔麻痹的病理表现报道不多,缺乏系统、规律的研究,更无法进行病理分类。我们对散在的病理报道结果作了总结如下,早期变化:神经水肿、血管受压、小静脉充血,偶有小灶性、新鲜的神经内出血;神经纤维髓鞘崩解,部分轴突消失,神经束或神经内血管周围有淋巴细胞浸润。中后期变化:严重的沃勒变性,轴浆呈泡沫状,轴浆消失,在面神经主干内血管周围可以看到淋巴细胞广泛浸润,神经变细、萎缩,周围结缔组织增生。

(三) 临床表现

(1) 通常急性起病,多在 3 天内达高峰。病前常有病毒感染等前驱症状和吹风、受凉病史,病初可有患侧外耳道、耳后乳突区或下颌角后疼痛。可见于任何年龄、季节,无性别差异。

(2) 多为单侧面部表情肌瘫痪,表现为周围性面瘫,患侧额纹消失,不能皱额蹙眉;眼裂不能闭合或闭合不全,闭眼时,患侧眼球向外上方转动并露出白色巩膜,称贝尔现象;病侧鼻唇沟变浅,口角下垂,示齿时口角被牵向健侧;不能做噘嘴和吹口哨动作,鼓腮时患侧口角漏气。

(3) 若病变波及鼓索神经,除上述症状外,尚可有同侧舌前 2/3 味觉减退或消失;镫骨肌支以上部位受累时,因镫骨肌瘫痪,可出现同侧听觉过敏;膝状神经节受累时,除面瘫、味觉障碍和听觉过敏外,还有同侧唾液、泪腺分泌障碍,耳内及耳后疼痛,外耳道及耳郭部位带状疱疹,称疱疹性膝状神经节炎(Ramsay-Hunt综合征)。个别患者可出现口唇和颊部的不适感。当出现瞬目减少、迟缓、闭目不拢时,可继发同侧角膜或结膜损伤。

(四)病程分期

特发性面神经麻痹的病程分期目前尚无统一标准。一般可分为:① 急性期,或面神经炎性水肿进展期,时间为 7 天左右;② 静止期,为发病后 7～20 天;③ 恢复期,发病 20 天以上到 3 个月。也有人把上述静止期与恢复期统称为恢复期,而将发病 3 个月至半年以上称为后遗症期。还有人将面瘫分为初期(发病第 1 周),中期(发病 2～4 周),后期(发病第 5 周以后)。尽管各家的分期不尽相同,但对面瘫急性期(初期或进展期)的认识却是一致的,均定为 7 天(1 周)左右。

根据周围神经损伤后的修复周期为 4～6 个月的特点,编者结合多年的诊治经验将面瘫的病程分为急性期(发病 7 天以内)、恢复期(发病 8 天至 60 天)、慢性期(发病 61 天至 4 个月)、后遗症期(发病 4 个月以上)。

(五)诊断及鉴别诊断

1. 诊断要点

① 急性起病,通常 3 天左右达到高峰;② 单侧周围性面瘫,伴或不伴耳后疼痛、舌前 2/3 味觉减退、听觉过敏、泪液或唾液分泌异常;③ 排除继发原因。

2. 鉴别诊断

(1)吉兰-巴雷综合征: 多为双侧性面瘫,少数亦有单侧起病。可伴有肢体对称性下运动神经元损害的症状和体征,肌电图(EMG)等检查提示周围神经受累及脑脊液(CSF)蛋白-细胞分离现象。

(2)莱姆病: 是由蜱媒传播的,可能侵犯神经、皮肤、眼、心脏、关节等多个系统的传染性疾病。病原体为伯氏疏螺旋体,病变是由螺旋体直接侵入或免疫复合物沉积引起。主要表现为游走性皮肤红斑、心脏传导阻滞、关节肿胀、脑膜炎等,10%的患者出现面神经麻痹,其中 1/4 为双侧麻痹。通过临床表现、疫区接触史、脑脊液和血清病原体检测、抗伯氏疏螺旋体抗体检测等可以明确诊断。

(3) Melkersson‐Rosenthal 综合征：又称面部复发性水肿-贝尔面瘫-褶皱舌综合征。是一种少见的以面瘫反复发作为主要特征的综合征。病因不明，可能是由于自主神经系统功能失调、过敏或免疫性疾病所致，多为散发病例，也有家族性发病的报道。主要表现为面部肿、裂纹舌、间歇性面瘫。面部肿胀以下唇及眼部最明显，特点为无痛性和无凹陷。也可以出现假性硬结。舌体出现粗大皱褶如阴囊皮肤，因为又称"阴囊舌"。面神经麻痹在儿童期或青春期突然发生，约有 20% 的患者出现面瘫，表现为突发性周围性面神经麻痹，可为完全性或不完全性，发生在单侧或双侧，常反复发作。

(4) 急、慢性中耳乳突炎：中耳炎中 2%～5% 的患者可以出现面瘫，是由于炎症对神经的侵犯以及胆脂瘤或肉芽对神经的压迫所致，这类面瘫起病急缓不一。根据病史、体检、听力学与影像学检查可以明确诊断，但需注意隐蔽性乳突炎的误诊可能。

(5) 占位性病变：桥小脑角、颞骨、颅底、腮腺的良、恶性肿瘤可以造成面神经麻痹。面瘫表现为以下特征时，要高度怀疑肿瘤：缓慢发生的面瘫；超过 3 周的进展性面神经麻痹；6 个月内面神经功能没有恢复迹象；伴随有面肌痉挛；长时间的耳、面疼痛；伴随其他脑神经功能障碍；同侧的复发性面瘫；个别面神经分支功能正常。

面神经肿瘤主要为神经鞘膜瘤和神经纤维瘤，两者比例为 10：1，有 75% 的患者出现面瘫，大多表现为渐进性面神经麻痹，少数为突发性，此外可能伴有耳聋、耳鸣、眩晕、面肌痉挛等。听神经瘤除造成耳鸣、耳聋、眩晕外，少数患者也会出现面神经麻痹。先天性胆脂瘤和颈静脉球体瘤也会造成面瘫。良性腮腺肿瘤很少发生面瘫，恶性腮腺肿瘤可引起面瘫，面瘫多为缓慢进展。鼻咽癌颅底侵犯、颅底转移性肿瘤也会造成面瘫。以上肿瘤所致的面神经麻痹通过影像学、病理学检查可明确诊断。

(6) 外伤性面瘫：根据损伤程度和部位可能表现为即刻或延迟、完全或非完全性面神经麻痹。通过仔细询问病史以及影像学检查可以明确诊断。

（六）辅助检查

1. 神经电生理检查

电生理检查被广泛应用于贝尔面瘫的预后评价及治疗指导。面神经电图检查（ENoG）是目前临床上最常用的预后判断指标。目前临床上常用的判断贝尔麻痹预后好坏的 ENoG 临界值，多粗略定在 10%（即神经变性 90%），即神经反应在 10% 以上，预后多良好；神经反应小于 10%，多不能完全恢复。要说明的是，这个临界值是基于诸多病例的观察结果统计分析而来，个别患者有可能出现 ENoG 评估与临床结果不符的情况。临床上亦广泛将神经兴奋性试验（NET）、最大刺激试验（MST）、时间-强度曲线、肌电图（EMG）、F 波、瞬目反射（BR）、磁刺激运动诱发电位（MEP）、单纤维肌电图（SFEMG）等电生理检查用来评估贝尔麻痹预后，都显示出较理想的应用价值。但大多数学者认为，不可单凭一种电诊断方法来进行预后评价，将多个方法联合应用才能对面瘫的预后作出较准确的评价。

2. 味觉检查

伸舌用纱布固定，擦干唾液后，以棉签蘸糖水或盐水涂于患侧的舌前 2/3，嘱患者对有无味觉以手示意，但不要用语言回答，以免糖（盐）水沾至健侧而影响检查结果。

3. 听觉检查

主要是检查镫骨肌的功能状态。以听音叉（256 Hz）、马蹄表音等方法，分别对患侧与健侧进行由远至近的比较，以了解患侧听觉有无改变。听觉的改变是由于镫骨肌神经麻痹后，失去了与鼓膜张肌神经（由三叉神经支配）的协调平衡，于是使镫骨对卵圆窗的振幅减小，造成低音性过敏或听觉增强。

4. 泪液检查

亦称 Schirmer 试验，目的在于观察膝状神经节是否受损。用滤纸两条（每条为 5 mm×35 mm），一端在 2 mm 处弯折。将两纸条分别放置在两侧下眼睑结膜囊内作泪量测定。正常时，在 5 分钟末的滤纸沾泪长度

（湿长度）约超过 5 mm。由于个体差异湿长度可以变动，但左右眼基本相等。为防止出现可能的湿长度增加的偏差，故必须在放置滤纸条的同时，迅速将两眼所积滞的泪液吸干。

根据味觉、听觉及泪液检查结果，还可以明确面神经损害部位，从而作出相应的损害定位诊断。

（1）茎乳孔以外：面瘫。

（2）鼓索及镫骨肌神经之间：面瘫＋味觉丧失＋涎腺分泌障碍。

（3）镫骨肌与膝状神经节之间：面瘫＋味觉丧失＋涎腺分泌障碍＋听觉改变。

（4）膝状神经节：面瘫＋味觉丧失＋涎腺、泪腺分泌障碍＋听觉改变。

（5）脑桥与膝状神经节之间：除面瘫外，感觉与分泌功能障碍一般均较轻；如损害影响听神经，尚可发生耳鸣、眩晕。

（6）核性损害：面瘫＋轻度感觉与分泌障碍，但往往影响展神经核而发生该神经的麻痹，若损害累及皮质延髓束可发生对侧偏瘫。

近年来，影像学诊断技术也被用于对内耳道的迷路病变的诊断，面神经在高分辨率磁共振（HRMR）中，特别是在应用辅助对比剂 Gd、碳水化合物后，面神经显示良好，病变神经显示影像明显增强。

（七）治疗

西医学治疗原则是改善循环，减轻面神经局部水肿和炎症反应，促进神经功能恢复。包括药物治疗、物理治疗、康复治疗、手术治疗等。

1. 药物治疗

（1）糖皮质激素：对于所有无禁忌证的 16 岁以上患者，急性期尽早口服使用糖皮质激素治疗，可以促进神经损伤的尽快恢复，改善预后。口服泼尼松或泼尼松龙治疗，每天 30～60 mg，连续 5 天，之后于 5 天内逐步减量至停用。注意补钙、补钾及保护胃黏膜。

（2）抗病毒药物：不推荐单独使用抗病毒治疗，建议联合激素治疗中重度面神经麻痹。可以选择阿昔洛韦或伐昔洛韦，如阿昔洛韦口服每次 0.2～0.4 g，每天 3～5 次，或伐昔洛韦口服每次 0.5～1.0 g，每天 2～3

次,疗程 7～10 天。

(3) 神经营养剂: 维生素 B_1 和甲钴胺。

(4) 其他: 亦可加用脱水剂、血管扩张药以减轻水肿,改善微循环。

2. 眼部保护

当患者存在眼睑闭合不全时,应重视对患者眼部的保护。可根据情况选择滴眼液或膏剂防止眼部干燥,合理使用眼罩保护,特别是在睡眠中眼睑闭合不拢时尤为重要。

3. 物理治疗

急性期在茎乳孔附近可行超短波透热疗法、热敷和红外线照射等,有助于水肿减轻和炎症的消退。恢复期做碘离子透入疗法等。

4. 康复治疗

可以尽早开展面部肌肉康复治疗。可面对镜子练习皱眉、闭眼、鼓腮、吹口哨和皱额等动作。也可以行自我面部肌肉按摩,每天数次,每次 5～10 分钟。

5. 手术治疗

病后 2 年仍未恢复者,可考虑面神经、副神经、面神经-舌下神经或面神经-膈神经吻合术,但效果难以确定。严重面瘫患者也可行面部整容手术。

6. 其他治疗

若后遗面肌抽搐者可行肉毒素 A 多点注射。

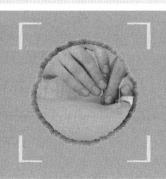

第二章

面瘫的中医学基础

面瘫在中医学中属于"口僻""口眼㖞斜""风中经络"等范畴。最早以"卒口僻"记载于《灵枢·经筋》，此后多在其症状后面加上病因对面瘫进行命名，如"偏风口㖞""偏风口眼㖞""中风口眼㖞"等，而这些病名大多属于中风病的中经络。至宋代陈无择正式提出"口眼㖞斜"，其作为面瘫的典型症状首见于《三因极一病证方论》，并得到古今医家的广泛运用。直至金元时期张子和正式将"口眼㖞斜"从中风病中分出来。面瘫作为中医临床上的常见病，其病因病机复杂多样，涉及正气不足、外邪侵袭、情志内伤、气血不足等多个方面。深入了解面瘫的中医学基础，可以提高辨证施治的精准性，制订个性化的中医外治法方案，提高治疗效果，并为患者提供更具针对性的日常护理与预防建议。

第一节 中医学对面瘫的认识

一、古籍文献资料

（一）对病名、病位的认识

1. 病名

古医籍对面瘫的记载，可追溯至秦汉时期的《黄帝内经》，在《灵枢·经筋》中描述了"卒口僻"的临床症状，"卒口僻，急者目不合，热则筋纵目不开。颊筋有寒，则急引颊移口，有热则筋弛纵缓不胜收，故僻"，与贝尔麻痹类似。东汉张仲景在《金匮要略》中称面瘫为"喎僻"。隋代巢元方《诸病源候论》命名为"偏风口喎"，以表明其风邪袭络的病机。南宋王执中《针灸资生经》称"口目喎"。南宋陈无择在《三因极一病证方论》中首次提出"口眼喎斜"这一症名。

金元时期，张从正《儒门事亲》中指出，"口眼斜者，俗工多与中风掉眩证一概治之……"，说明此时开始将"口眼喎斜"与"中风掉眩"作为两种不同疾病进行治疗，正式将"口眼喎斜"从中风病中分出来。罗天益《卫生宝鉴》进一步指出，"风中脉则口眼喎斜，中腑则肢体废，中脏则性命危"，按病位深浅、病情轻重将中风分为中经络和中脏腑。口眼喎斜属于风中经络，而中风掉眩属于风中脏腑。

明代楼英《医学纲目》中将"口眼喎斜"命名为"戾"："戾者，口目喎斜也。"亦有称本病为"吊线风""歪嘴风"等，大多数是根据本病的外在表现而进行的一种直观命名。"面瘫"一词的出现，首见于清代廖润鸿《针灸集成》，并一直沿用下来。

汇总历代医家论述，可以看出"卒口僻""喎僻""口目喎""戾""口眼喎斜”“风中脉”“吊线风”“歪嘴风”可归为中医病名“口僻”“面瘫”，属于西医学“周围性面瘫”。而“口㖞”“中风掉眩”“半身不遂”“风中脏腑”均归为中医病名“中风口㖞”，属于西医学“中枢性面瘫”。

2. 病位

有关口僻病位的论述，在《灵枢·经脉》和《灵枢·经筋》两篇中都有提及。《灵枢·经脉》曰：“胃足阳明之脉……是主血所生病者……口㖞唇胗。”《灵枢·经筋》中“足之阳明，手之太阳，筋急则口目为僻，眦急不能卒视”，可见足之阳明、手之太阳经筋循行的部位为面瘫的主要病变部位。隋代巢元方《诸病源候论》指出偏风口㖞，是风邪入于足阳明、手太阳之经筋。宋代《圣济总录》也认为面瘫是足阳明及手太阳两经受风寒之气而经脉拘急。金代张从正《儒门事亲》则提出本病是风贼偏客于阳明胃脉，因胃脉挟口环唇。此说多为后世所宗。

综上，可知口僻病位主要在足阳明胃经和手太阳小肠经。除此之外，手阳明经筋“上颊，结于頄”；手少阳经筋“上乘颔，结于角”；足少阳经筋“循耳后，上额角，交巅上，下走颔，上结于頄”；足太阳经筋“上头下颜结于鼻。其支者，为目上输，下结于頄”。说明六阳经均循行于面部，与口僻发病均有一定的关系。其中以阳明、太阳经筋为主。阳明为多气多血之经，太阳为“一身之藩篱”，故当气血亏虚，藩篱不固，面部筋脉失养，适感外邪，则口目为僻，发生面瘫。

（二）对病因、病机的认识源流概述

1. 病因

从先秦至明清，古代医家对口僻的病因不断探究，最终形成内因、外因和内外合因这三类。

▶外因

从风论述：古人认为本病是由于风邪所中，历代文献均将其归入风门，概称为“中风”。如隋代巢元方《诸病源候论》，其《卷一·风病诸候》载“风邪入于足阳明、手太阳之经……故使口㖞僻”，《妇人杂病门·偏风口㖞候》云“偏风口㖞，是体虚受风，风入于夹口之筋……故令口僻也”，《小儿杂病门·中风口㖞邪僻候》云“小儿中风，口㖞邪僻，是风入于颔颊之筋故也”，指出面瘫虽然男女老小皆有得,但其病因均为风邪入于面颊部的经筋所致。宋代《圣济总录·卷六·风㖞》云:"论曰足阳明脉循颊车,手太阳脉循颈上颊。二经俱受风寒气,筋急引颊,令人口㖞僻,言语不正,目不能平视。"《金匮翼》卷一:"风入耳中,亦令口㖞。缘坐卧处对耳有窍,为风所中,筋牵过一边。"从文献描述中可以看出,这里指的风邪为外风,不是精血不足引起的肝风内动。说明外感风邪入于面颊部的经筋导致口僻为主要外因。

从五运六气论述:风邪偏客于阳明胃脉,是面瘫主要之因。但《中藏经》又谓:"口眼㖞斜是风寒暑湿之邪中人的见证之一,从运气言之,风木不及,金乘之,则土寡于畏。"又云:"多属胃土有痰。"因此,面瘫致病之因,非独为风所致,寒暑湿痰之邪均有,其属胃土阳明之脉者,则因金乘肝木,胃土寡于畏也。

▶ 内因

气血亏虚:清代林珮琴《类证治裁》云,"口眼㖞斜,血液衰涸,不能荣润筋脉",认为面瘫是由于体内气血亏虚,无力荣养面部筋脉。《医门法律》中记载"口眼㖞斜,面部之气不顺也",指出体内气机不畅,亦会导致面部经脉运行失调,气血阻滞,不能充养筋肉而出现面瘫。清代何梦瑶在《医碥》中写到"凡遇旋风而口斜者,皆虚人也",可见正气亏虚是引起面瘫发病的基础条件。临床上也经常见到,面瘫往往在人体劳累过度、睡眠不足、气血耗伤之后发病。

▶ 内外因

正气和贼邪斗争,发为口僻:更多的医家认为,面瘫是内外因综合所致。《素问》曰"邪之所凑,其气必虚",指出正气虚为本,邪气盛为标。如《金匮要略》曰:"脉络空虚,贼邪不泻,或左或右,邪气反缓,正气即急,正气引邪,㖞僻不遂。"内因为"脉络空虚",外因为"贼邪入袭",内外合因则"㖞僻不遂"。又如《诸病源候论》云"偏风口㖞,是体虚受风,风入于颊口之筋也……而风因乘之,使其经筋偏急不调,故令口僻也",同样认为体虚受风,内外合因致病。

2. 病机

面部一侧瘫痪,表现为口眼㖞斜之症,《金匮要略》谓"正气引邪,㖞僻不遂,邪在于络,肌肉不仁"。说明其不仅口㖞,且有运动障碍,并指出此症有邪,且为正所引,提出"邪盛正虚,正邪交争"的理论。

明代李梴《医学入门》载"风邪初入反缓,正气反急,以致口眼㖞斜",提出"邪缓正急,相互牵引"的理论。指出风邪中人之后,留于经络之间而不去,阻碍了经络中气血的循行,以致发生局部不仁不用的症状。受病邪的一面,由于功能上的不用而产生了纵缓的现象,被无病的一面所牵引。

明代楼英《医学纲目》则认为"左右面颊寒热不同,相互牵引所致",指出由于寒性收引,热性弛张,所以左侧面颊受寒,右侧面颊受热时,左侧面颊挛急,右侧面颊弛缓,则口歪向左侧;反之,则口歪向右侧。

值得一提的是,宋元之后,古代医家通过长期、大量的临床观察及研究,发现"口僻"(周围性面瘫)和"中风口㖞"(中枢性面瘫)之间在病因病机方面存在差异,并将二者区别开来。二者相同病机为脏腑经络气血空虚,正气不足,外邪乘虚而入。二者鉴别要点在清代吴谦的《医宗金鉴》中有所记载:"中风有内生、外中二因,内生则因胃浊生痰,志极动火;外中则因形气不固,感召风邪。所以内生者,病必痰迷不语,火发神昏。外中者,病必筋骨不用,口眼歪斜。"可见口僻由贼邪外因引起,属于外中风,口㖞则由痰火扰神所致,属于内中风。

综合上述历代文献的研究不难看出,古代医家对面瘫病因病机的认识经历了一个逐渐完善的过程,并已经形成了独特的理论学说。

(三) 对针灸治疗取穴、刺法的认识

1. 取穴

晋代皇甫谧《针灸甲乙经》云,"口僻,颧髎及龈交、下关主之","目痛口僻戾,目不明,四白主之","鼻窒口僻,禾髎主之","口僻不正,翳风主之""㖞僻,水沟主之";明代张介宾《类经图翼》云,"下关主治偏风口眼歪斜","承浆主治偏风,半身不遂,口眼㖞斜";宋代王惟一《铜人腧穴针灸图经》云,"客主人,治偏风口眼㖞斜"。上述颧髎、下关、翳风、承浆、口禾髎、水沟等穴是治疗面瘫时面部针刺的主要穴位。

《玉龙歌》云,"口眼㖞斜最可嗟,地仓妙穴连颊车";《百症赋》云,"颊车地仓穴,正口㖞于片时";《杂病穴法歌》云,"口噤㖞斜流涎多,地仓、颊车仍可举";《针灸逢源》云,"颊车针向地仓,地仓针向颊车"。以上文献均提到颊车与地仓,说明颊车穴和地仓穴是针灸治疗面瘫的重要穴和必选穴。

《循经考穴篇》云,"合谷主一切头面诸症,及中风不语、口眼㖞斜";《针灸甲乙经》云,"口僻,刺太渊,引而下之";《铜人腧穴针灸图经》记载内庭穴主治"口㖞齿龋痛",冲阳穴主治"偏风口眼㖞斜";《百症赋》云,"太冲泻唇㖞以速愈"。上述文献说明,治疗面瘫除面部局部取穴外还有远端取穴。远端取穴根据面瘫的病位和病性多取手阳明大肠经、足阳明胃经、手太阴肺经、足厥阴肝经等四肢上的穴,这些穴大多是五输穴或特定穴。

2. 刺灸法及手法特点

古代医家治疗面瘫选穴特点为少而精,多用单穴。选用多种刺灸法,以针灸并用为主,其中运用艾灸多于针刺。如《古今医统》云,"治中风口眼㖞斜,听会二穴在耳下韭叶陷中,地仓二穴在口吻四分外,近下有脉微微动者是,上二穴,左患灸右,右患左";《儒门事亲》云,"目之斜,灸以承泣;口之㖞,灸以地仓,俱效;苟不效者当灸人迎";《普济本事方》云,"灸中风口眼㖞斜不正者,于耳垂下麦粒大灸三壮"。《针灸大成》曰:"中风口眼㖞斜,听会、颊车、地仓;凡㖞向左者,宜灸右;向右者,宜灸左;各㖞陷中二七壮,艾柱如麦粒大,频频灸之,取尽风气口眼正为度。"

古代医家治疗面瘫已经开始运用针刺手法,但所录条文较少。其中多数运用巨刺法和泻法,少数为透刺法和补泻兼施法,说明古医家治疗面瘫取穴开始以"左病取右,右病取左,上病下取"为要灵活运用,并根据其不同病程和病位配合适当的补泻手法,以发挥泻实祛邪、扶正补虚之功。如《类经图翼》云,"颊车主治偏风口眼歪斜,病左治右,病右治左";《古今图书集成·医部全录》云,"口眼歪斜,地仓针入二分,沿面斜向颊车一寸半,留十呼泻之,颊车斜向地仓,以上两穴,㖞右补泻左,㖞左补泻右"。

综上各家的经验所述:古代医家治疗面瘫的经验穴位,均以面部手足三阳经脉流注的所在处为主,治疗以疏调局部经络气血为基本大法,酌情配以补法;面颊部以足阳明之经络与经筋分布最广,所以各家文献中取穴也以该经穴为主。这种配穴处方的原则,也是现代医家治疗面瘫针刺取穴的根据。

二、病因病机

（一）外因

外因为发生面瘫的外在原因,有感受风寒、风热之邪,遭受损伤等。

1. 感受外邪,侵袭面部

风邪兼寒、热、湿等六淫邪气致病,尤其外风,风寒、风热、湿浊痹阻面络,致气血痹阻,经筋失于滋养,筋肉失于约束,出现面瘫。其中感受风寒者居多,多较轻,多由睡卧当风,或迎风而处,感受孔隙所来之风寒侵袭经络而发病;偶有外感风热之邪,多较重,而出现口眼㖞斜、耳际疼痛、耳郭疱疹、口苦等。

2. 跌仆损伤,面络瘀阻

跌仆损伤、手术等外伤致耳后、面部损伤,血瘀脉外,痹阻气血,经脉不通,面络瘀阻,面部失于濡养而见麻木、无力。损伤较轻,麻木不重,面络瘀阻消散吸收,血脉通畅,面部经脉得养,则预后良好;损伤较重或完全损伤,面络瘀阻较重,面部经脉失养,则预后较差,较难恢复。

（二）内因

内因为发生面瘫的根本原因,中医认为与气血亏虚、七情内伤、饮食失调等因素有关。

1. 气血虚弱,筋失所养

多由于劳作过度,机体正气不足;或素体衰弱,气血不足;或脾虚不能化生,致气血两虚;或病后失养,气血亏虚。气具有温养肌肉筋骨、充润皮肤、肥盛腠理、护卫肌表、推动机体各组织器官功能活动的作用。血具有营养、滋润作用,以供给机体各脏腑、经络、肌肉、筋骨、关节等的需要。气与血均来源于水谷精微,由后天脾胃化生,气为血之帅,血为气之母,二者相互依存,相互化生,血的生成离不开气,血又不断地为气的功能活动提供水谷精微,使气持续不断地得到补充,故《难经本义》曰:"气中有血,血中有气,气与血不可须臾相离,乃阴阳互根,自然之理也。"二者共同完成对机体的温煦、推动、防御、营养、滋润作用。

如果气虚功能不足,则化生血液不足,血虚不能载气,气得不到水谷精微的持续补充而致血虚,最终形成气血两虚,面部经脉失于滋润、充养而麻木、无力。气血不足,经脉空虚,卫外不固,外邪更易侵袭面部经脉,气血痹阻,经筋失养而发病。

2. 内伤七情,气滞血瘀

七情即喜、怒、忧、思、悲、恐、惊,是人的精神意识对外界事物的正常反应。当其超过人体正常的生理反应范围,情志不调,或怒,或忧,或思虑过度,或精神紧张等内伤七情,使人体气机运行紊乱,脏腑气血失调,气机郁结、郁滞,疏泄失职。气为血之帅,气行则血行,气滞则血瘀,形成气滞血瘀,痹阻于面,面失所养则见面瘫,全身可见或烦躁易怒,或抑郁寡欢,并随精神刺激加重。

3. 饮食失节,痰湿内生

《素问·痹论》曰:"饮食起居处,为其病本。"脾胃主运化水谷、水湿,脾气健运则运化正常,痰湿无从产生。若饮食不节,或饮食偏嗜,或过食生冷,寒邪直中,皆可损伤脾胃,导致脾胃的腐熟、运化功能失常,引起消化机能障碍,水谷、水湿内停,日久湿聚为痰为饮,形成痰湿;或过食肥甘厚味,嗜酒无度,内蓄痰湿,痰浊水湿痹阻于面部经络,壅滞气血而发病;或痰湿内生,痰动生风,风痰上窜经络,气血痹阻,经隧不通,气不能行,血不能濡而致病。

总之,本病因风寒、风热、湿浊痹阻面络,以致经气流行失常,气血不和,经筋失于滋养而致;或因气血不足,脉络空虚,风邪入中经络,气血痹阻,经筋失养而致;或因嗜酒肥甘,饥饱失宜,脾失健运,聚湿生痰,痰动生风,风痰上窜经络,气血痹阻,经隧不通而致;或因阳气虚损,无力鼓动血的运行,以致气虚血瘀,筋脉失养而致;或因面部外伤,经脉瘀阻,筋肉失养而致面瘫。

三、辨证分型

以突发口角㖞斜于一侧,目不能闭为主症是其辨证要点。本病多由卫外不固,风邪乘虚而入,面部经气阻滞、筋脉迟缓而发病,临床常见风邪兼夹痰或热或寒同时入侵,当辨清外感与内伤。病发初起,多因外感风寒、风热之邪引起,辨证多属实证;久病则风邪与痰、瘀互结,甚至伤及正气,辨证多属虚实夹杂或虚证。

1. 风寒袭络证

临床表现:多见于发病初期,多在面部受凉或吹风后突发口眼㖞斜,面紧拘急,僵滞不舒,伴周身不适,恶寒,头项疼痛拘紧或流清涕或肢体酸痛、咽痒、舌质淡红,苔薄白,脉浮紧。

2. 风热中络证

多见于发病初期,多继发于头面、咽部感染,或耳部出现疱疹之后,突发口眼㖞斜,或见耳后疼痛,或伴身热,口渴,微恶风,头胀痛,面赤,咽燥或咽痛,口干,大便不畅等症状。舌质偏红,苔薄白或黄,脉浮数。

3. 风痰阻络证

突发口眼㖞斜,或出现面部肌肉抽搐,颜面麻木作胀,伴头重如蒙、胸闷或呕吐痰涎,舌胖大,苔白腻,脉弦滑。

4. 气血不足证

多见于恢复期或病程较长的患者,口眼㖞斜,日久不愈,兼见倦怠乏力,气短懒言,面色淡白,困倦欲睡,或有头晕,自汗,动则诸症加重。舌胖大,苔薄白,脉细或虚弱无力。

5. 瘀血阻络证

面瘫后期局部肌肉僵硬不舒,甚则萎缩,或面部肌肉时有抽搐,或有明显外伤史。舌淡有瘀点,舌下络脉瘀黑,或舌暗,苔薄白,脉细涩或细弱。

第二节 经 络 腧 穴

一、循行于面部的经络及治疗面瘫的穴位

循行于面部的经络有手阳明大肠经、足阳明胃经、手少阴心经、手太阳小肠经、足太阳膀胱经、手少阳三焦经、足少阳胆经、足厥阴肝经、任脉、督脉、冲脉、阴跷脉、阳跷脉等经脉以及手少阴心经的络脉。

（一）手阳明大肠经——面部循行：经过口唇、鼻旁

1. 原文

《灵枢·经脉》：大肠手阳明之脉，起于大指次指之端，循指上廉，出合谷两骨之间，上入两筋之中，循臂上廉，入肘外廉，上臑外前廉，上肩，出髃骨之前廉，上出于柱骨之会上，下入缺盆，络肺，下膈，属大肠。

其支者：从缺盆上颈，贯颊，入下齿中；还出挟口，交人中——左之右、右之左，上挟鼻孔。（图 2-1）

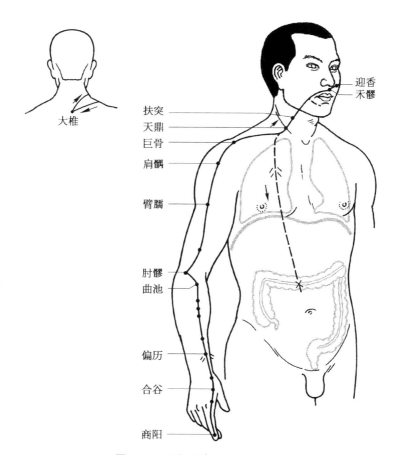

图 2-1　手阳明大肠经循行路线

2. 循行

起于食指桡侧端（商阳），沿食指桡侧，通过第 1、第 2 掌骨之间，向上进入拇长伸肌腱与拇短伸肌腱之间的凹陷中，沿前臂背面桡侧缘，至肘部

外侧,再沿上臂外侧上行至肩端(肩髃),沿肩峰前缘,向上会于督脉大椎穴,然后进入缺盆,联络肺脏,通过横膈,属于大肠。

缺盆部支脉:上走颈部(扶突),经过面颊,进入下齿龈,回绕口唇,交叉于水沟,左脉向右,右脉向左,分布在鼻旁(迎香),与足阳明胃经相接。

3. 解释

大肠经脉是分布于面部的主要经脉和经筋之一。"百病之始生必先客于皮毛",肺主皮毛,大肠与肺相表里。面瘫的发生与病邪侵犯大肠经脉导致其经气阻滞有关,特别是产生口唇、面颊的经筋肌肉运动障碍。故面瘫发生时,出现面颊板滞,口唇㖞斜,鼻唇沟平坦,不能耸鼻,鼓腮漏气,流涎,进食夹饭等,均可取本经局部穴(口禾髎、迎香)、循经远取穴(如合谷、阳溪、曲池)及其相表里经脉肺经穴(列缺)治疗。

4. 治疗面瘫与本经相关的穴位

口禾髎(LI19)

[穴名释义] 口,口部;禾,谷物;髎,骨隙。

[标准定位] 在面部,横平人中沟上 1/3 与下 2/3 交点,鼻孔外缘直下。

[取法] 鼻孔旁开 0.5 寸,平水沟穴,正坐仰靠或仰卧取穴。

[穴位解剖] 皮肤→皮下组织→口轮匝肌。皮肤薄而柔软。由上颌神经的眶下神经分布。并有面动静脉的上唇支。针刺时针由皮肤,皮下筋膜直入口轮匝肌。口轮匝肌位于口裂周围的口唇内,上至外鼻,下至颏结节的上方,为椭圆形的扁肌,面神经的颊支和下颌缘支支配。

[刺灸法] 刺法:① 直刺 0.3~0.5 寸,局部胀痛。② 向内平刺 0.5~0.8 寸,透水沟穴,局部胀痛。

[功用] 祛风开窍。

[主治] 鼻塞流涕,鼻衄,口喝,口噤不开,面瘫,面肌痉挛,腮腺炎。

迎香(LI20)

[穴名释义] 迎,迎受也;香,脾胃五谷之气也。意指本穴接受胃经供给的气血。大肠经与胃经同为阳明经,气血物质所处的天部层次相近,迎香穴与胃经相邻,所处又为低位,因而胃经浊气下传本穴,故名。

［标准定位］在面部,鼻翼外缘中点,鼻唇沟中。

［穴位解剖］皮肤→皮下组织→提上唇肌。皮肤由上颌神经的眶下神经分布。皮下组织内有面神经的分支和面动脉的鼻外侧动脉经过。针刺时,针由皮肤、皮下筋膜而达提上唇肌。提上唇肌肌纤维起自上颌骨眶下缘至眶下孔之间,向下止于上唇、鼻翼及鼻唇沟附近的皮肤,受面神经颊支支配。

［刺灸法］刺法:① 向内上平刺 0.5～1.0 寸,透鼻通穴,局部酸胀,可扩散至鼻部,有时有眼泪流出。② 向外上平刺 1.0～1.5 寸,透四白穴,治胆道蛔虫症。局部酸胀,可扩散至鼻部,有时有眼泪流出。

［功用］通窍祛风,理气止痛。

［主治］鼻部疾患:鼻塞,不闻香臭,衄,鼻渊。面部疾患:面瘫,面肌痉挛,面痒。其他:胆道蛔虫,便秘。

合谷(LI4)

［穴名释义］合,结合;谷,山谷。穴位在第 1、第 2 掌骨之间,局部呈山谷样凹陷。

［标准定位］在手背,第 2 掌骨桡侧的中点处。

［取法］拇、食两指张开,以另一手的拇指关节横纹放在虎口上,当虎口与第 1、第 2 掌骨结合部连线的中点;拇、食指合拢,在肌肉的最高处取穴。

［穴位解剖］皮肤→皮下组织→第 1 骨间背侧肌→拇收肌。皮肤由桡神经支的指背侧神经分布,皮下组织内有桡神经浅支及其分支的背静脉网桡侧部。针经上述结构以后,再入第 1 骨间背侧肌,在手背静脉网和掌深动脉内侧达拇收肌。

［刺灸法］刺法:① 直刺 0.5～1.0 寸,局部酸胀,扩散至肘、肩、面部。② 深刺 2.0 寸左右,出现手掌酸麻并向指端扩散。③ 透劳宫或后溪时,出现手掌酸麻并向指端扩散。

灸法:艾炷灸或温针灸 5～9 壮,艾条灸 10～20 分钟。

［功用］镇静止痛,通经活络,解表泄热。

［主治］止痛要穴,化痰要穴。

头面五官疾患:头痛目眩,鼻塞,鼻衄,鼻渊,耳聋耳鸣,目赤肿痛,眼睑下垂,牙痛,龋肿,咽喉肿痛,口疮,口噤,口眼㖞斜,舌痛。胃肠疾患:胃腹痛,便秘,痢疾。妇人疾患:月经不调,痛经,经闭,滞产,胎衣不下,恶露不止,乳少。热性病:热病无汗。其他:瘾疹,皮肤瘙痒,荨麻疹。

[注意事项]针尖不宜偏向腕侧,以免刺破手背静脉网和掌动脉弓而引起出血。本穴提插幅度不宜过大,以免伤及血管引起血肿。有习惯性流产史的孕妇不宜针刺。

阳溪(LI5)

[穴名释义]阳,阴阳之阳,指阳经;溪,沟溪。穴位所在局部呈凹陷,好像山间沟溪。

[标准定位]在腕区,腕背侧远端横纹桡侧,桡骨茎突远端,解剖学"鼻烟窝"凹陷中。

[取法]拇指上翘,在手腕桡侧,当两筋(拇长伸肌腱与拇短伸肌腱)之间,腕关节桡侧处取穴。

[穴位解剖]皮肤→皮下组织→桡侧腕长伸肌腱。皮肤由桡神经浅支分布。皮下组织较疏松,有桡动脉的腕背支经过。手背深筋膜的腕背侧增厚形成腕背侧韧带,针刺时,针穿过拇短、拇长伸肌腱之间达桡腕长肌伸肌腱背侧。以上三肌(腱)均包有腱鞘,并由桡神经深支支配。

[刺灸法]刺法:① 直刺 0.5～0.8 寸,局部酸胀,手法用平补平泻法或捻转补泻法。② 治疗桡骨茎突狭窄性腱鞘炎采用"恢刺"法或短刺法。

灸法:艾炷灸或温针灸 3～5 壮,艾条灸 10～20 分钟。

[功用]清热散风,舒筋利节。

[主治]头面五官疾患:头痛厥逆,目赤肿痛,耳聋,耳鸣,鼻衄,齿痛,咽喉肿痛,舌本痛,吐舌。神志病:热病心烦,癫狂,痫证,狂言,善笑,妄见。本经脉所过部位的疾患:手腕痛,五指拘急。

其他:胸满不得息,肠澼,瘾疹。

曲池(LI11)

[穴名释义]曲,弯曲;池,池塘,指体表凹陷。屈肘取穴时,肘横纹桡侧端凹陷如池,穴位在其中。

[标准定位]在肘区,尺泽(LU5)与肱骨外上髁上连线的中点处。

[取法]屈肘成直角,当肘弯横纹尽头处;屈肘,于尺泽与肱骨外上髁

上连线的中点处取穴。

[穴位解剖] 皮肤→皮下组织→前臂筋膜→桡侧腕长、短伸肌→肱桡肌→肱肌。皮肤由臂后神经分布。皮下筋膜内还有前臂外侧皮神经经过。针刺时,针由皮肤、皮下筋膜,深进桡侧腕长、腕短伸肌,由肱桡肌的后面进入该肌肉,穿过桡神经干可抵肱肌。以上诸肌除肱肌由肌皮神经支配外,其他肌肉则由桡神经深支支配。

[刺灸法] 刺法:① 直刺 1.0～2.5 寸。局部酸胀或向上放散至肩部或向下放散至手指。② 深刺可透少海穴,局部酸胀或向上放散至肩部或向下放散至手指。③ 治肘部疼痛时可用"合谷刺"或"齐刺"法或三棱针点刺放血。④ 略向肘关节曲面斜刺,针感多达于手指。

灸法:艾炷灸或温针灸 5～7 壮,艾条灸 5～20 分钟。

[功用] 清热祛风,调和营血,降逆活络。

[主治] 头面疾患:齿痛,目赤痛,目不明。外感疾患:咽喉肿痛,咳嗽,气喘,热病。胃肠疾患:腹痛,吐泻,痢疾,肠痈,便秘。

皮肤病:疮,疥,瘾疹,丹毒。神志疾患:心中烦满,癫狂,善惊,头痛。本经脉所过部位的疾患:手臂肿痛,上肢不遂,手肘肩无力,臂神经疼痛。其他:高血压。

[注意事项] 深刺时,如针尖遇到弹性阻力,并有搏动感,为肱动脉,应退针以调整方向和角度,以防刺破血管。

列缺(LU7)

[穴名释义] 列,排列;缺,凹陷,古代称闪电和天际裂缝为列缺。手太阴脉从这里别走手阳明脉。本穴位于桡骨茎突上方凹陷处,如天际之裂缝。

[标准定位] 在前臂,腕掌侧远端横纹上 1.5 寸,拇短伸肌腱与拇长展肌腱之间,拇长展肌腱沟的凹陷中。

[取法] 以左右两手虎口交叉,一手食指押在另一手的桡骨茎突上,当食指尖到达之凹陷处是穴。或立掌或侧掌,拇指向外上方翘起,先取两筋之间的阳溪穴上,在阳溪穴上 1.5 寸的桡骨茎突中部有一凹陷即是本穴。

[穴位解剖] 皮肤→皮下组织→拇长展肌腱→旋前方肌→桡骨。皮肤由前臂外侧皮神经和桡神经的浅支双重支配。桡动脉有两条伴行静

脉,位于肱桡肌的内侧。动脉后方下段有拇长屈肌和旋前方肌。桡神经浅支与动脉伴行,该穴位于桡动脉和桡神经浅支的外侧。

〔刺灸法〕刺法:① 向上斜刺 0.2～0.3 寸,局部酸胀、沉重、或向肘、肩部放散。② 向下斜刺 0.3～0.5 寸,或用"恢刺法"以治疗桡骨茎突狭窄性腱鞘炎等手腕部疾患。

灸法:艾炷灸 3～5 壮,艾条灸 5～10 分钟,因此处皮薄,不宜瘢痕灸。

〔功用〕祛风散邪,通调任脉。

〔主治〕头项五官疾患:偏正头痛,项强,咽喉痛。肺系疾患:咳嗽,气喘,少气不足以息。本经脉循行所过部位疾患:掌中热,上肢不遂,手腕无力。其他:惊痫,尿血,小便热,阴茎痛,荨麻疹,无脉症,遗尿。

(二)足阳明胃经——面部循行:循行于整个面部

1. 原文

《灵枢·经脉》:胃足阳明之脉,起于鼻,交頞中,旁纳太阳之脉,下循鼻外,入上齿中,还出挟口,环唇,下交承浆,却循颐后下廉,出大迎,循颊车,上耳前,过客主人,循发际,至额颅。

其支者:从大迎前,下人迎,循喉咙,入缺盆,下膈,属胃,络脾。

其直者:从缺盆下乳内廉,下挟脐,入气街中。

其支者:起于胃口,下循腹里,下至气街中而合。以下髀关,抵伏兔,下膝髌中,下循胫外廉,下足跗,入中指内间。

其支者:下膝三寸而别,下入中指外间。

其支者:别跗上,入大指间,出其端。

2. 循行

起于鼻翼两侧(迎香),上行到鼻根部,与旁侧足太阳经交会,向下沿着鼻的外侧(承泣),入上齿龈,回出环绕口唇,向下交会于颏唇沟内承浆穴(任脉)处,退回来沿下颌出于下颌大迎处,沿着下颌角颊车,上行耳前,经过上关(足少阳经),沿发际至额(头维),与督脉会于神庭。

面部支脉:从大迎前下走人迎,沿着喉咙,会大椎,入缺盆,向下通过横膈,属胃,络于脾脏。

缺盆部直行之脉:经乳头,向下挟脐旁,入小腹两侧气冲。

胃下口部支脉：沿腹里向下到气冲处与前脉会合，再由此向下至髀关，直抵伏兔部，下至膝膑，沿着胫骨前嵴外侧，下经足背，进入足第2趾外侧端（厉兑）。

经部支脉：从膝下3寸（足三里）处分出，进入足中趾外侧。

足背部支脉：从足背上（冲阳）分出，进入足大趾内侧端（隐白），与足太阴脾经相接。（图2-2）

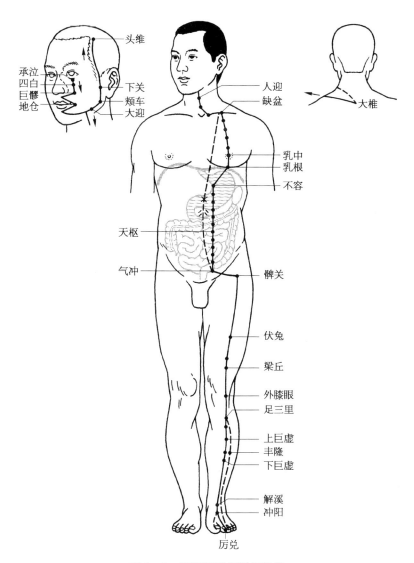

图2-2　足阳明胃经循行线路

3. 解释

足阳明胃经是一条循行于整个面部的主要经脉,且是一条多气多血的经脉,风为阳邪,同气相求,多犯阳经,三阳经中,阳明为最,故面瘫多责之本经,《儒门事亲》曰"风贼偏客于阳明胃脉,因胃脉挟口环唇",亦印证了此观点。因此,面瘫发生时,取本经局部穴(承泣、四白、巨髎、地仓、大迎、颊车、下关、头维)、循经远取穴(足三里、丰隆、内庭)及其相表里经脉脾经穴(血海、阴陵泉、三阴交)治疗。

4. 治疗面瘫与本经相关的穴位

承泣(STI)

[穴名释义]承,受也;泣,泪、水液也。穴位在目下,如承受泪水之部位。意指胃经体内经脉气血物质由本穴而出。

[标准定位]在面部,眼球与眶下缘之间,瞳孔直下。

[穴位解剖]皮肤→皮下组织→眼轮匝肌→下睑板肌→下斜肌→下直肌。皮肤由上颌神经的眶下神经分布。针刺时,针穿皮肤、皮下组织以后,可经下睑板肌入眶内的下斜肌和下直肌。下睑板肌为平滑肌受交感神经支配,下斜肌和下直肌是横纹肌,为动眼神经下支支配。

[刺灸法]刺法:① 直刺 0.5~0.8 寸,左手推动眼球向上固定,右手持针沿眶下缘缓慢刺入,不宜提插、捻转。② 平刺 0.5~0.8 寸,透向目内眦,局部酸胀可出现流泪。

[功用]散风清热,明目止泪。

[主治]面目疾患:目赤肿痛,迎风流泪,口眼㖞斜。

[注意事项]① 本穴附近血管丰富,易出血,故进针要缓慢,不宜提插捻转,以防损伤眼球,刺破血管引起血肿,退针后可压迫局部片刻,防止出血。② 避免深刺,以防刺入颅腔。如果针刺过深或斜刺,可刺伤视神经,当深达 2 寸时,可通过神经管刺伤脑,造成严重后果。

四白(ST2)

[穴名释义]四,四方;白,光明。穴位在目下,能治眼病,改善视觉以明见四方。

[标准定位]在面部,眶下孔处。

［取法］正坐或仰卧位取穴。

［穴位解剖］皮肤→皮下组织→眼轮匝肌→提下唇肌→眶下孔或上颌骨。皮肤由上颌神经的眶下神经分布。针刺时,针由皮肤、皮下组织经眼轮匝肌和提上唇肌,深进眶下孔、眶下管,可能刺入孔、管内的眶下神经、动脉和静脉。针沿管下壁,可至近眶下壁后部结构。所经表情肌由面神经的颞支和颊支支配。

［刺灸法］刺法:① 直刺 0.5～0.8 寸,局部酸胀。② 向外上方斜刺 0.5 寸入眶下孔可有麻电感放射至上唇部(以治三叉神经 I 支疼痛)。

［功用］祛风明目,通经活络。

［主治］目赤痛痒,迎风流泪,眼睑瞤动,口眼㖞斜。

巨髎(ST3)

［穴名释义］巨,巨大;髎,骨隙。穴位在上颌与颧骨交接处的巨大缝隙处。

［标准定位］在面部,横平鼻翼下缘,瞳孔直下。

［穴位解剖］皮肤→皮下组织→提上唇肌→提口角肌。皮肤由上颌神经的眶下神经分布。皮下筋膜内弹性纤维连于皮肤的真皮层,并与表情肌的肌质相交织。针刺时,针由皮肤、皮下组织,在面动脉及面前静脉的外侧,深进提上唇肌和提口角肌。提上唇肌和提口角肌由面神经颊支支配。

［刺灸法］刺法:① 直刺 0.3～0.6 寸,局部酸胀。② 向颊车方向透刺治疗面瘫等症。③ 针尖向同侧四白穴或瞳子髎方向透刺,可治疗面瘫、目翳、近视等症。

灸法:温针灸 3～5 壮,艾条灸 5～10 分钟。

［功用］清热熄风,明目退翳。

［主治］口眼㖞斜,眼睑瞤动,鼻衄,齿痛,唇颊肿,目翳。

地仓(ST4)

［穴名释义］地,土地;仓,粮仓。土生五谷,谷从口入,如进粮仓。

［标准定位］在面部,当口角旁开 0.4 寸(指寸)。

［取法］正坐或仰卧位,眼向前平视,于瞳孔垂线与口角水平线之交

点处取穴。

[穴位解剖] 皮肤→皮下组织→口轮匝肌→笑肌和颊肌→咬肌。皮肤由上、下颌神经的分支双重支配。针刺时因针横向外刺,所以针由皮肤经皮下组织,穿口角外侧的口轮匝肌,该部肌质则由降口角肌、颊肌、提上唇鼻肌的纤维交错。在面神经外侧,针行经笑肌和颊肌之间,再入咬肌。以上表情肌由面神经的分支支配,而咬肌由下颌神经的咬肌神经支配。

[刺灸法] 刺法:① 直刺 0.2 寸,局部酸胀,可扩散至半侧面部。② 治面瘫时向颊车方向平刺 1.0～2.5 寸,局部酸胀,可扩散至半侧面部。③ 透迎香穴治三叉神经痛。局部酸胀,可扩散至半侧面部,有时出现口角牵掣感。

灸法:温针灸 3～5 壮或药物天灸。

[功用] 祛风止痛,舒筋活络。

[主治] 口角㖞斜,唇缓不收,流涎,齿痛颊肿,眼睑𥆧动。

大迎(ST5)

[穴名释义] 大,大小之大;迎,迎接。穴位在大迎脉(面动脉)搏动处,故称大迎。

[标准定位] 在面部,下颌角前方,咬肌附着部的前缘凹陷中,面动脉搏动处。

[取法] 正坐或仰卧位,闭口鼓腮,在下颌骨边缘现一沟形,按之有动脉搏动处是穴。

[穴位解剖] 皮肤→皮下组织→颈阔肌与降口角肌→咬肌前缘。皮肤由下颌神经的下牙槽神经末支-颏神经分布。皮下组织内有颈阔肌,受面神经颈支支配。针刺时,针由皮肤、皮下组织穿降口角肌,到达咬肌前缘。应避开面动脉及其伴行的面前静脉。降口角肌由面神经的下颌缘支支配,咬肌由下颌神经的咬肌神经支配。

[刺灸法] 刺法:直刺 0.2～0.5 寸,局部酸胀,可扩散至半侧面部。

灸法:温针灸 3～5 壮,艾条灸 10～20 分钟。

[功用] 祛风通络,消肿止痛。

[主治] 唇缓不收,口角歪斜,失音,牙关紧闭,颊肿,齿痛,颈痛。

［注意事项］针刺大迎穴要避开面部动、静脉，以免损伤出血。为此，在针刺时，用一手指摸到面动脉的搏动，另手持针沿摸动脉指的边缘刺入0.3～0.5寸。

颊车(ST6)

［穴名释义］颊，面颊部；车，车辆，指牙车，即下颌骨。穴位在颊部，近下颌角。本穴物质为大迎穴传来的五谷精微气血，至本穴后由于受内部心火的外散之热，气血物质循胃经输送于头，若有车载一般，故名颊车。意指本穴的功用是运送胃经的五谷精微气血循经上头。

［标准定位］在面部，下颌角前上方一横指（中指）。

［取法］正坐或侧伏位，如上下齿用力咬紧，有一肌肉（咬肌）凸起，放松时，用手切掐有凹陷，此处是穴。

［穴位解剖］皮肤→皮下组织→咬肌。皮肤由下颌神经的下牙槽神经的末支-颊神经分布，该神经与面神经的下颌缘支相交通。针刺时，针由皮肤经皮下组织，穿咬肌表面的深筋膜进入该肌。营养咬肌的动脉由上颌动脉分出的咬肌动脉，支配该肌的神经则由下颌神经发出的咬肌神经。

［刺灸法］刺法：① 直刺 0.5～0.8 寸，局部酸胀，并向周围扩散。② 平刺 1.0～2.0 寸透地仓穴，以治面瘫，可采用滞针法，即向同一方向捻转，然后手持针柄向患侧牵拉。③ 向上、下斜刺 0.5～0.8 寸，以治上下牙痛，局部酸胀，并向周围扩散。

灸法：温针灸 3～5 壮，艾条灸 10～20 分钟或药物天灸。

［功用］祛风清热，开关通络。

［主治］口眼㖞斜，牙关紧闭，颊肿，齿痛，颈项强痛。

下关(ST7)

［穴名释义］下，下方；关，关界，关卡。在此指颧骨弓，穴位在其下。意指本穴对胃经上输头部的气血物质中阴浊部分有关卡作用。

［标准定位］在面部，颧弓下缘中央与下颌切迹之间凹陷处。

［取法］正坐或侧伏位，颧骨下缘，下颌骨髁状突稍前方，闭口取穴。

［穴位解剖］皮肤→皮下组织→腮腺→咬肌→颞下窝。皮肤由下颌

神经的耳颞神经分布。在皮下组织内,有横行于腺体实质内的血管,主要有上颌动静脉、面横动静脉、面神经及其神经丛。针刺时,针经腮腺后,穿过颞肌腱入颞下窝。该窝内,深居有三叉神经运动纤维形成神经支配的翼内、外肌。围绕该二肌由面深部的静脉形成静脉丛,通过该丛的静脉或属支,沟通颅内和面部静脉的吻合,因此,面部感染的患者,不宜采用此穴。

[刺灸法] 刺法:① 略向下直刺:1.0～1.5 寸,周围酸胀或麻电感放射至下颌,以治三叉神经痛。② 向后斜刺 1.0～1.5 寸,酸胀扩散至耳区,以治疗耳病。③ 沿下颌骨向上、下齿平刺 1.5～2.0 寸,酸胀扩散至上、下齿,以治疗牙痛。④ 治疗颞颌关节不利常采用"齐刺"法为佳。

灸法:温针灸 3～5 壮,艾条灸 10～20 分钟或药物天灸。

[功用] 清头明目,止痛镇痉。

[主治] 面颊疾患:口眼㖞斜,面疼。口齿疾患:齿痛,牙关开合不利,口噤。耳部疾患:耳聋,耳鸣,聤耳,眩晕,中耳炎,聋哑。

头维(ST8)

[穴名释义] ① 头,头部;维,隅角。穴在头之额角部位。② 头,头部,亦指穴内物质所调节的人体部位为头;维,维持、维系之意。意指本穴的气血物质有维持头部正常秩序的作用。

[标准定位] 在头部,额角发际直上 0.5 寸,头正中线旁开 4.5 寸处。

[取法] 先取头临泣,并以此为基点,向外量取头临泣至神庭间距离,入前发际 0.5 寸处。

[穴位解剖] 皮肤→皮下组织→颞肌上缘帽状腱膜→腱膜下结缔组织→颅骨外膜。皮肤由眼神经的眶上神经分布。皮下筋膜致密。颞筋膜为一层坚韧的纤维膜,紧紧地贴附于颞肌表面。针刺时,针经上述结构,深进由下颌神经的颞深神经支配的颞肌质内。

[刺灸法] 刺法:向后平刺 0.5～1.0 寸,局部胀痛,可向周围扩散。

灸法:间接灸 3～5 壮,艾条灸 5～10 分钟。

[功用] 清头明目,止痛镇痉。

[主治] 头目疾患:偏正头痛,目眩,目痛,迎风流泪,视物不明,眼睑

瞤动。其他：呕吐，喘逆，心胸烦满。

足三里(ST36)

［穴名释义］足，下肢；三，第三；里，古代有以里寸之说。穴在下肢，位于膝下 3 寸。

［标准定位］在小腿前外侧，犊鼻(ST35)下 3 寸，犊鼻(ST35)与解溪(ST41)连线上。

［取法］① 正坐屈膝，于外膝眼(犊鼻)直下一夫(3 寸)，距离胫骨前嵴一横指处取穴。② 站立位，用同侧手张开虎口围住髌骨上外缘，四指伸直向下，中指尖所点到的位置即是本穴。

［穴位解剖］皮肤→皮下组织→胫骨前肌→趾长伸肌→小腿骨间膜。皮肤由腓肠外侧皮神经分布。针刺时，针经皮肤，皮下组织，进入胫骨前肌及其深而后趾长伸肌。

［刺灸法］刺法：① 直刺 0.5～1.5 寸，其针感沿足阳明胃经胫骨下行走至足踝、足跗和足趾部。② 针尖略向上斜刺，在不断捻转运针之时，针感可沿胃经逐渐循股走至髀关、归来、天枢等穴，少数走向胃腑、剑突处。③ 理气止痛可用龙虎交战法。④ 消肿利水可用子午捣臼法。

灸法：艾炷灸或温针灸 5～10 壮，艾条灸 10～20 分钟。

［功用］健脾和胃，扶正培元，通经活络，升降气机。

［主治］胃肠疾患：胃痛，呕吐，腹胀，肠鸣，消化不良，泄泻，便秘，痢疾，霍乱遗矢，疳积。心神疾患：心烦，心悸气短，不寐，癫狂，妄笑，中风。胸肺疾患：喘咳痰多，喘息，虚痨，咯血。泌尿系统疾患：小便不利，遗尿，疝气。妇人疾患：乳痈，妇人血晕，子痫，妊娠恶阻，赤白带下，痛经，滞产，产后腰痛，妇人脏躁。经脉所过部位的疾患：膝胫酸痛，下肢不遂，脚气。强壮穴：真气不足，脏气虚惫，五劳七伤。其他：水肿，头晕，鼻疾，耳鸣，眼目诸疾。

丰隆(ST40)

［穴名释义］丰，丰满；隆，隆盛。胃经谷气隆盛，至此处丰满溢出于大络。

［标准定位］在小腿外侧，外踝尖上8寸，胫骨前肌的外缘。

［取法］正坐屈膝或仰卧位取穴。

［穴位解剖］皮肤→皮下组织→趾长伸肌→腓骨长肌→腓骨短肌。皮肤由腓肠外侧皮神经分布。针刺时，针由皮肤、皮下组织进入趾长伸肌外侧缘及腓骨长、短肌。趾长伸肌由伴行于胫前动、静脉的腓深神经支配，腓骨长、短肌由腓浅神经支配。

［刺灸法］刺法：① 直刺1.0～1.5寸，针感可沿足阳明经至足踝，甚至足跗部第2、第3足趾处，可用于下肢痿痹、足肿等。② 针尖微向上方膝部斜刺，针感循胃经上至髀关、天枢等处，少数病例上至胃腑，甚至可上至缺盆、项部、头部头维处，用治上中二焦病变。

灸法：艾炷灸5～7壮或温针灸5～7分钟，艾条灸10～20分钟。

［功用］健脾化痰，和胃降逆，开窍。

［主治］脾胃疾患：痰涎，胃痛，大便难。神志疾患：癫狂，善笑，痫证，多寐，脏躁，梅核气。心胸肺疾患：咳逆，哮喘。

内庭(ST44)

［穴名释义］内，里边；庭，庭院。本穴在厉兑之里，犹如门内的庭院。

［标准定位］在足背，第2、第3趾间，趾蹼缘后方赤白肉际处。

［穴位解剖］皮肤→皮下组织→趾短伸肌→第2跖骨间隙。皮肤由腓浅神经的足背内侧皮神经的外侧支分布。针刺时，针由皮肤、皮下筋膜穿足背深筋膜，在趾长伸肌(腱)和趾短伸肌腱的第2、第3趾腱之间，深进入骨间肌。以上诸肌的神经支配为腓深神经。

［刺灸法］刺法：① 直刺或斜刺0.3～0.5寸，局部酸胀。② 针尖向上斜刺，得气后运针，其针感可沿本经上行至胫、股、腹部，亦有上行至胃腑至咽、前额及面部者。

灸法：艾炷灸3～5壮，艾条灸5～10分钟。

［功用］清胃泻火，理气止痛。

［主治］胃肠疾患：腹痛，腹胀，泄泻，痢疾。头面疾患：齿痛，头面痛，口㖞，喉痹，鼻衄。热病：壮热不退。神志疾患：心烦，失眠多梦，狂证。本经脉所过部位的疾患：足背肿痛、趾跖关节痛。

足阳明胃经与足太阴脾经相接、互为表里,临床治疗面瘫常取脾经穴血海、阴陵泉、三阴交。

血海(SP10)

〔穴名释义〕血,气血的血;海,海洋。本穴能治各种血证,如聚溢血重归于海。

〔标准定位〕在股前区,髌底内侧端上2寸,股内侧肌隆起处。

〔取法〕正坐屈膝,于髌骨内上缘上2寸,当股内侧肌突起中点处取穴;或正坐屈膝,医生面对患者,用手掌按在患者膝盖骨上,掌心对准膝盖骨顶端,拇指向内侧,当拇指尖所到之处是穴。

〔穴位解剖〕皮肤→皮下组织→股四头肌内侧肌(股内侧肌)。皮肤由股前皮神经分布。皮下筋膜内脂肪较厚,有隐神经行经。大腿前面阔筋膜内脂肪较厚,有隐神经和大隐静脉行经。大腿前面阔筋膜内纤维组织较外侧薄弱。针刺时,针由皮肤、皮下筋膜穿大腿阔筋膜,进入股神经支配的股内侧肌。

〔刺灸法〕刺法:直刺1.0～2.0寸,局部酸胀,可向髌部放散。

灸法:艾炷灸5～7壮或温针灸10～20分钟,艾条灸10～20分钟。

〔功用〕调经统血,健脾化湿。

〔主治〕脾胃疾患:腹痛,腹胀。妇人疾患:崩漏,丹毒,月经过多,月经不调,痛经,白带过多,产后血晕,恶露不行,女子癥瘕。皮肤病:湿疹,荨麻疹,丹毒,疖疮。本经脉所过部位的疾患:膝痛,股内侧痛,脚气,痿证。

阴陵泉(SP9)

〔穴名释义〕阴,阴阳之阴;陵,山陵;泉,水泉。内为阴,穴在胫骨内上髁根部下缘凹陷中,如在山陵下之水泉。

〔标准定位〕在小腿内侧,胫骨内侧髁下缘与胫骨内侧缘之间的凹陷中。

〔取法〕正坐屈膝或仰卧位,于膝部内侧,胫骨内侧髁后下方胫骨粗隆下缘平齐处取穴。

〔穴位解剖〕皮肤→皮下组织→缝匠肌(腱)→半膜肌及半腱肌

(腱)→腘肌。皮肤由隐神经分布。皮下组织内除隐神经之外,还有神经伴行的大隐静脉。该静脉正行于该穴的皮下,针刺应避开。针穿小腿深筋膜,经胫骨粗隆内侧的缝匠肌、半膜肌及半腱肌等各肌附着处的肌腱,向后经胫骨内侧缘进入腘肌。以上诸肌由股神经、坐骨神经等支配。

［刺灸法］直刺 1.0～1.5 寸,局部酸胀,可扩散至小腿部。

灸法:艾炷灸 3～5 壮或温针灸 5～10 分钟,艾条灸 5～10 分钟。

［功用］清利湿热,健脾理气,益肾调经,通经活络。

［主治］脾胃疾患:腹痛,腹胀,食欲不振,黄疸,霍乱吐泻。脾肾疾患:水肿,小便不利或失禁,遗尿,遗精,阳痿。妇人疾患:月经不调,痛经,带下。皮肤病:湿疹,荨麻疹,疥疮。本经脉所过部位的疾患:膝痛,脚气,痿证。其他:心悸,多寐,头晕,头痛,咳嗽痰多。

三阴交(SP6)

［穴名释义］三阴,指足三阴经;交,交会。此系脾、肝、肾三阴经之交会穴。

［标准定位］在小腿内侧,内踝尖上 3 寸,胫骨内侧缘后际。

［取法］正坐或仰卧位,内踝尖直上 4 横指(一夫)处,胫骨内侧面后缘取穴。

［穴位解剖］皮肤→皮下组织→趾长屈肌(腱)→踇长屈肌(腱)。皮肤由隐神经分布。皮下组织,内有隐神经和起于足背静脉网内侧的大隐静脉,神经和静脉并行。针刺时,针由皮肤、皮下筋膜穿小腿深筋膜以后,在小腿三头肌(腱)的前方,进入趾长屈肌(腱)和踇长屈肌(腱)。在趾长屈肌(腱)后方,有胫后动、静脉和胫神经经过。以上诸肌(腱)由胫神经支配。

［刺灸法］刺法:① 直刺 0.5～1.0 寸,局部酸胀,可有麻电感向足底放散或酸胀感扩至膝关节和股内侧。② 直刺:向悬钟方向透刺 1.5～2.5 寸,局部酸胀,可有麻电感向足底放散,治疗足部病变。③ 斜刺:针尖方向向上斜刺 1.5～2.5 寸,局部酸胀,可有麻电感、酸胀感扩至膝关节和股内侧,治疗躯干病变。④ 理气止痛可用龙虎交战法。⑤ 消肿利水可用子午捣臼法。⑥ 孕妇禁针。

灸法：艾炷灸5～9壮或温针灸5～9分钟,艾条灸10～20分钟。

［功用］健脾胃,益肝肾,调经带。

［主治］脾胃疾患：脾胃虚弱,肠鸣腹胀,腹痛,泄泻,胃痛、呕吐、呃逆,痢疾。妇人疾患：月经不调,崩漏,赤白带下,经闭,癥瘕,难产,不孕症,产后血晕,恶露不行。肝肾疾患：水肿,小便不利,遗尿,癃闭,阴挺,梦遗,遗精,阳痿,阴茎痛,疝气,睾丸缩腹。

精神神经系统疾病：癫痫,失眠,狂证,小儿惊风。皮肤病：荨麻疹。本经脉所过部位的疾患：足痿痹痛,脚气,下肢神经痛或瘫痪。

（三）手少阴心经——面部循行：支脉向上到达头面,联系目系

1. 原文

《灵枢·经脉》：心手少阴之脉,起于心中,出属心系,下膈,络小肠。

其支者：从心系,上挟咽,系目系。

其直者：复从心系,却上肺,下出腋下,下循臑内后廉,行太阴、心主之后,下肘内,循臂内后廉,抵掌后锐骨之端,入掌内后廉,循小指之内,出其端。

2. 循行

起于心中,出属于“心系”(心与其他脏器相连结的部位),过横膈,下络小肠。

“心系”向上之脉：挟着食道上行,系于目系(指眼球与脑相联系的脉络)。

“心系”直行之脉：上行于肺部,横出于腋窝(极泉),沿上臂内侧后缘、肱二头肌内侧沟,至肘窝内侧,沿前臂内侧后缘、尺侧腕屈肌腱之侧,到掌后豌豆骨部,入掌,经小指桡侧至末端(少冲),与手太阳小肠经相接。(图2-3)

3. 解释

心经经脉行于头面的内部,故外邪很少直犯心经引起面瘫。但面瘫发生后,阳明经的气血郁滞,可引起心经病变,为子病及母(阳明属土,心经属火,火生土,为母子关系),产生心火上炎之心烦、急躁及口舌味觉障碍(心开窍于舌)。因此,面瘫发生时,面颊内侧不适或伴有心火上炎,心

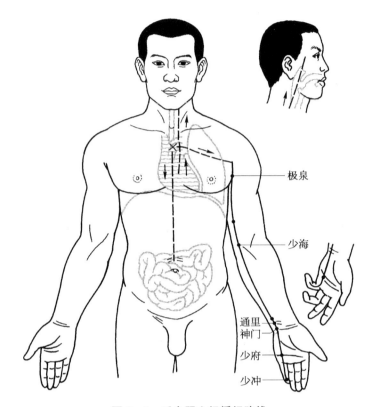

极泉

少海

通里
神门
少府
少冲

图 2-3　手少阴心经循行路线

烦及舌味觉障碍时可取本经穴（神门、通里）。

4. 治疗面瘫与本经相关的穴位

神门(HT7)

［穴名释义］神，心神；门，门户。心藏神；此为手少阴经的原穴，为心神出入之门户。

［标准定位］在腕前区，腕掌侧远端横纹尺侧端，尺侧腕屈肌腱的桡侧缘。

［取法］仰掌，于豌豆骨后缘桡侧，当掌后第 1 横纹上取穴。

［穴位解剖］皮肤→皮下组织→尺侧腕屈肌腱桡侧缘。皮肤的皱纹致密，形成腕远侧横纹，该部皮肤由前臂内侧皮神经和尺神经的掌皮支分布。针刺时，针由皮肤、皮下组织，于尺侧腕屈肌（健）的桡侧穿前臂深筋膜，经尺神经、尺动、静脉的内侧达尺骨小头的前面骨膜。

［刺灸法］刺法：① 直刺 0.3～0.5 寸，局部酸胀并可有麻电感向指端放散。② 向上平刺 1.0～1.5 寸透灵道穴，局部酸胀并可有麻电感向指端放散。针刺时避开尺动、静脉，以免引起出血。

灸法：艾炷灸 1～3 壮，艾条温灸 5～15 分钟。

［功用］宁心安神，通经活络。

［主治］神志疾患：心烦，善忘，不寐，痴呆，癫狂，痫证，头痛头昏。心系疾患：心痛，心悸，怔忡。本经脉所过部位的疾患：目眩，目黄，咽干，失音，手臂寒痛，麻木。其他：喘逆上气，呕血，热病不嗜食。

通里(HT5)

［穴名释义］通，通往；里，内里。本经络脉由此穴别出，与小肠经互为表里而相通。

［标准定位］在前臂前区，腕掌侧远端横纹上 1 寸，尺侧腕屈肌腱的桡侧缘。

［取法］仰掌，于尺侧腕屈肌腱桡侧缘，腕横纹上 1 寸取之。

［穴位解剖］皮肤→皮下组织→尺侧腕屈肌→指深屈肌→旋前方肌。皮薄，由前臂内侧皮神经分布。针刺时，针由皮肤、皮下筋膜穿前臂深筋膜，在尺动、静脉和尺神经的桡侧穿尺侧腕屈肌(腱)，进入指深屈肌，再经前臂屈肌后间隙达旋前方肌。

［刺灸法］刺法：直刺 0.3～0.5 寸，局部酸胀，针感亦可循心经下行到无名指或小指，或循心经上行至前臂、肘窝、腋内，个别可走向胸部。

灸法：艾炷灸 1～3 壮，艾条灸 10～20 分钟。

［功用］安神志，清虚热，通经活络。

［主治］心神血脉疾患：心痛，虚烦，善忘，不寐，惊悸，怔忡，脏躁，痴呆，癫狂，痫证，头痛，头昏。妇人疾患：妇人经血过多，崩漏，月经不调。本经脉所过部位的疾患：臂肘腕疼痛，咽喉肿痛，暴喑，舌强，舌疮，重舌，目眩。

（四）手太阳小肠经——面部循行：经过面颊、颧、下眼睑区

1. 原文

《灵枢·经脉》：小肠手太阳之脉，起于小指之端，循手外侧上腕，出踝中,直上循臂骨下廉,出肘内侧两骨之间,上循外后廉,出肩解,绕肩胛,交肩上,入缺盆,络心,循咽下膈,抵胃,属小肠。

其支者:从缺盆循颈,上颊,至目锐眦,却入耳中。

其支者:别颊,上䪼,抵鼻,至目内眦(斜络于颧)。

2. 循行

起于手小指尺侧端(少泽),沿手背尺侧至腕部,出于尺骨茎突,直上前臂外侧尺骨后缘,经尺骨鹰嘴与肱骨内上髁之间,循上臂外侧后缘出肩关节,绕行肩胛部,交会于大椎穴(督脉),入盆络于心脏,沿食管过横膈,过胃属小肠。

缺盆部支脉:沿颈部上面颊,至目外眦,转入耳中(听宫)。

颊部支脉:上行目眶下,抵于鼻旁,至目内眦(睛明),与足太阳膀胱经相接。(图2-4)

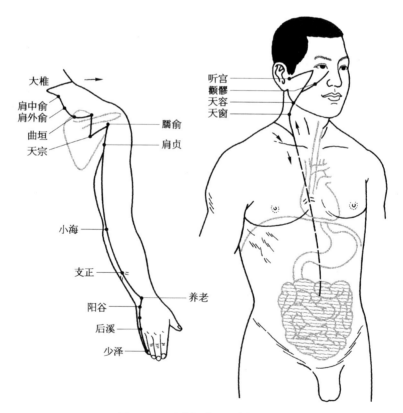

图 2 - 4 手太阳小肠经循行路线

3. 解释

手太阳小肠经同样是循行于面部的重要经脉,与眼肌、颊肌、耳的关系尤为密切。《圣济总录》云:"足阳明手太阳二经俱受寒气,筋急引颊令人口僻。"故面瘫发生时,面颊不适、眼干或多泪、目不合、耳鸣、重听,均可用本经局部穴(天容、颧髎、听宫)及循经远取穴(阳谷)治疗。

4. 治疗面瘫与本经相关的穴位

天容(SI17)

[穴名释义] 天,天空,指上部;容,隆盛。穴在颈上部,为经气隆盛之处。

[标准定位] 在颈部,下颌角后方,胸锁乳突肌的前缘凹陷中。

[取法] 正坐或仰卧位,平下颌角,在胸锁乳突肌停止部前缘,二腹肌后腹的下缘处是穴。

[穴位解剖] 皮肤→皮下组织→茎突舌骨肌。皮肤由耳大神经分布。皮下组织内有面神经颈支支配的颈阔肌。浅静脉汇入面后静脉,该静脉又汇入面总静脉。针刺时,针由皮肤、皮下组织、经舌骨肌群中二腹肌后腹的后外间隙深进,达颈部大血管周围增厚形成的颈动脉鞘。鞘内含有颈总动脉,颈内静脉及其后方的迷走神经。

[刺灸法] 刺法:直刺 0.5~0.8 寸,局部酸胀,可扩散至舌根或咽喉部。针刺时先用左手把穴位附近血管搏动位置摸清,将针从胸锁乳突肌内缘与血管之间刺入,以防刺伤颈内动、静脉。

灸法:艾炷灸 1~3 壮,艾条灸 5~10 分钟。不宜瘢痕灸。

[功用] 聪耳利咽,清热降逆。

[主治] 咽喉肿痛,耳鸣,耳聋,颊肿,头项痛肿,咽中如梗,瘿气,呕逆。

[注意事项] 针刺时先用左手把穴位附近血管搏动位置摸清,将针从胸锁乳突肌内缘与血管之间刺入,以防刺伤颈内动、静脉,尤其血管硬化或血管压力大者,易致血管破裂、大出血。

颧髎(SI18)

[穴名释义] 颧,颧部;髎,骨隙。穴在颧部骨隙处。意指小肠经气血

在此冷降归地并由本穴的地部孔隙内走小肠经体内经脉。

〔标准定位〕在面部，颧骨下缘，目外眦直下凹陷中。

〔取法〕正坐或仰卧位，于颧骨下缘水平线与目外眦垂线之交点处，约与迎香同高。

〔穴位解剖〕皮肤→皮下组织→颧肌→咬肌→颞肌。皮肤由上颌神经的眶下神经分布。皮下组织内的筋膜疏松，以纤维束连于真皮和肌质，其间有面横动、静脉经过。针刺时，针由皮肤、皮下组织进入面神经颧支支配的颧肌，进而入咬肌及颞肌，该二肌由下颌神经的咬肌支和颞深前、后神经支配。

〔刺灸法〕刺法：直刺 0.2～0.3 寸，局部酸胀，可扩散至半侧颜面部。

灸法：艾炷灸 2～3 壮，艾条温和灸 5～10 分钟。

〔功用〕清热消肿，祛风通络。

〔主治〕面部疾患：颊肿，面赤，面痛，目黄，眼睑𥆧动，口歪，龈肿齿痛。

听宫 (SI19)

〔穴名释义〕听，听闻；宫，宫室。听宫，指耳窍。穴在耳前，治耳病，有通耳窍之功。

〔标准定位〕在面部，耳屏正中与下颌骨髁突之间的凹陷中。

〔取法〕正坐或仰卧位，微张口，于耳屏前缘与下颌骨髁突后缘之间凹陷处取穴。

〔穴位解剖〕皮肤→皮下组织→外耳道软骨。皮肤薄，由下颌神经的耳颞神经分布。皮下组织内除耳颞神经外，还有颞浅动、静脉。针刺时，针由皮肤、皮下组织，到达外耳道软骨处，深刺可达第 1、第 2 颈椎体前缘之间。

〔刺灸法〕刺法：张口直刺 0.5～1.0 寸，局部酸胀，可扩散至耳周部和半侧面部，有时有鼓膜向外鼓胀之感。

灸法：温针灸 3～5 壮，艾条灸 10～30 分钟，或药物天灸。

〔功用〕宣通耳窍，宁神定志。

〔主治〕耳部疾患：耳鸣，耳聋，聤耳。口齿疾患：牙痛，失音。神志疾患：癫疾,痫证。其他：腰痛。

阳谷(S15)

［穴名释义］阳,阴阳之阳,外为阳;谷,山谷。腕部骨隙形如山谷,穴当其处。

［标准定位］在腕后区,尺骨茎突与三角骨之间的凹陷中。

［取法］俯掌,由腕骨穴直上,相隔一骨(三角骨)的凹陷处取穴。

［穴位解剖］皮肤→皮下组织→钩骨骨膜。皮肤由尺神经手背支和前臂内侧皮神经分布。腕掌侧动脉网较小,由尺、桡动脉的腕掌支、掌浅弓的返支和骨间掌侧动脉的分支组成。自该网发出小支至腕关节和腕骨。针刺时,针由皮肤、皮下组织,经小指的展肌、短屈肌与对掌肌的起点附着的豆钩韧带,到达钩骨前缘的骨膜。

［刺灸法］刺法：直刺 0.3～0.5 寸,局部酸胀,可扩散至整个腕关节。灸法：艾炷灸或温针灸 3～5 壮,艾条灸 5～10 分钟。

［功用］清心明目,镇惊聪耳。

［主治］外感热病：热病汗不出,寒热。头面五官疾患：头痛,耳鸣,耳聋,目痛,目眩,龋齿痛,舌强,颈颔肿。神志疾患：癫疾狂走,妄言。本经脉所过部位的疾患：肩痛不举,臂、腕外侧痛,胸胁痛。

(五) 足太阳膀胱经——面部循行：经过眼、额

1. 原文

《灵枢·经脉》：膀胱足太阳之脉,起于目内眦,上额,交巅。

其支者：从巅至耳上角。

其直者：从巅入络脑,还出别下项,循肩膊,挟脊抵腰中,入循膂,络肾,属膀胱。

其支者：从腰中,下挟脊,贯臀,入腘中。

其支者：从髆内左右别下贯胛,挟脊内,过髀枢,循髀外后廉下合腘中——以下贯腨内,出外踝之后,循京骨至小指外侧。

2. 循行

起于目内眦,上额交会于巅顶(百会)。

巅顶部支脉：从头顶到耳上方。

巅顶部直行的脉：从头顶入里联络于脑，回出分开下行项后，沿肩胛部内侧，挟脊柱，到达腰部，从脊旁肌肉进入体腔联络肾脏，属于膀胱。

腰部支脉：向下通过臀部，进入腘窝内。

后项部支脉：通过肩胛骨内缘直下，经过臀部下行，沿大腿后外侧与腰部下来的支脉会合于腘窝中。从此向下，出于外踝后，第5跖骨粗隆，至小趾外侧端（至阴），与足少阴经相接。（图2-5）

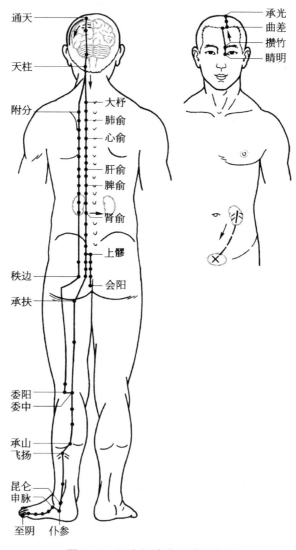

图2-5 足太阳膀胱经循行路线

3. 解释

足太阳膀胱经起于目内眦的睛明穴,上行额部,左右两条膀胱经交会于巅顶百会穴。本经与眼、额肌关系密切,因此,面瘫发生时,目干,多泪,目不合;额肌运动障碍,不能皱眉、抬眉,可取本经局部穴(睛明、攒竹、眉冲、曲差),及循经远取穴(申脉)。

4. 治疗面瘫与本经相关的穴位

睛明(BL1)

[穴名释义] 睛,眼睛;明,明亮。穴在眼区,有明目之功。

[标准定位] 在面部,目内眦内上方眶内侧壁凹陷中。

[穴位解剖] 皮肤→皮下组织→眼轮匝肌→上泪小管上方→内直肌与筛骨眶板之间。皮肤由三叉神经眼支的滑车上神经分布。皮下组织内血管有内眦动、静脉的分支或属支。其深层由致密结缔组织形成的睑内侧韧带,使睑板固定于眶缘上。营养眼球外结构的动脉来自眼动脉的终末支之一的额动脉。

[刺灸法] 刺法:嘱患者闭目,医生用左手轻推眼球向外侧固定,右手持针缓慢刺入,紧靠眼眶直刺 0.3～0.5 寸,不提插,不捻转,局部酸胀,并散至眼球及其周围。出针时按压针孔片刻,避免内出血。本穴针刺不可过深,以免刺入颅腔,损伤颅中窝大脑颞叶等重要结构。

灸法:本穴禁灸。

[功用] 明目退翳,祛风清热。

[主治] 眼科疾病:目赤肿痛,迎风流泪,内眦痒痛,胬肉攀睛,目翳,目视不明,近视,夜盲,色盲等。其他:急性腰扭伤,坐骨神经痛。

[注意事项] 如果针刺入皮肤时稍低,可能刺中上泪小管或睑内侧韧带,使进针稍感困难。在睛明穴处针刺,应作到"三不要":① 不要刺中内眦静脉,为此,刺针应稍偏于外侧。② 不要刺破眶内的静脉,为此,针刺要轻缓前进,绝不可提插捻转。③ 不要刺中视神经,为此,针刺宜入穴位 2～3 分,不可超 0.5 寸。

攒竹(BL2)

[穴名释义] 攒,簇聚;竹,竹子。穴在眉头,眉毛丛生,犹如竹子簇

聚。意指膀胱经湿冷水气由此吸热上行。

［标准定位］在面部,眉头凹陷中,额切迹处。

［穴位解剖］皮肤→皮下组织→枕额肌→眼轮匝肌。皮肤由额神经的滑车上神经分布。皮下组织具有眶上动、静脉的分支。枕额肌的额腹和眼轮匝肌的眶部肌纤维互相移行。以上诸肌均属表情肌,由面神经的颞支支配。动脉来自眼动脉的终支额动脉。

［刺灸法］刺法:① 直刺 0.1～0.3 寸,局部酸胀。② 向下斜刺 0.5～1.0 寸,透睛明穴,局部及眼眶周围酸胀。③ 平刺 1.0～1.5 寸,透鱼腰穴,局部麻胀,向眼眶放散,以治疗眉棱骨痛。④ 三棱针点刺挤压出血,以治疗目赤肿痛。

灸法:此穴禁灸。

［主治］神经系统疾病:头痛,眉棱骨痛,眼睑瞤动,口眼㖞斜。五官科系统疾病:目赤肿痛,迎风流泪,近视,目视不明等。其他:腰背扭伤,呃逆。

眉冲(BL3)

［穴名释义］眉,眉毛;冲,直上。在前发际,眉头的直上方。

［标准定位］在头部,额切迹直上入发际 0.5 寸。

［取法］正坐仰靠或仰卧位,于神庭穴平线与攒竹穴垂线之交点处取穴。

［穴位解剖］皮肤→皮下组织→枕额肌→腱膜下结缔组织→骨膜。皮厚而致密,皮内有丰富的血管及淋巴管,其神经分布是额神经的滑车上神经。皮下筋膜内含有脂肪和粗大而垂直的纤维束,连于皮肤与帽状腱膜(该膜是枕额肌两腹之间相连的纤维膜)之间。纤维束之间的间隙有丰富的血管及神经丛,血管壁与纤维束相互连着,致使血管损伤时,而难以止血。

［刺灸法］刺法:平刺 0.3～0.5 寸,局部胀痛。

灸法:间接灸 3～5 壮,或艾条灸 5～10 分钟。

［功用］明目安神,祛风通络。

［主治］眩晕,头痛,鼻塞,目视不明。

曲差(BL4)

[穴名释义] 曲,弯曲;差,不齐。膀胱经自眉冲曲而向外。于此穴又曲而向后,表现参差不齐。

[标准定位] 在头部,前发际正中直上 0.5 寸,旁开 1.5 寸。

[取法] 正坐仰靠或仰卧位,于神庭与头维连线的内 1/3 与中 1/3 交点上取穴。

[穴位解剖] 皮肤→皮下组织→枕额肌→腱膜下结缔组织→骨膜。皮肤厚而致密,由额神经的眶上神经和滑车上神经分布。皮下筋膜由脂肪和纤维束组成,内含丰富的血管及神经末梢。枕额肌的额腹由面神经的颞支支配。针刺时,针经上述结构以后,水平方向行刺于腱膜下疏松结缔组织内。

[刺灸法] 刺法:平刺 0.3～0.5 寸,局部胀痛。

灸法:间接灸 3～5 壮,艾条灸 5～10 分钟。

[功用] 醒脑明目,通窍安神。

[主治] 头痛,鼻塞,鼻衄。

(六) 手少阳三焦经——面部循行: 经过眼外侧区、耳、面颊

1. 原文

《灵枢·经脉》:三焦手少阳之脉,起于小指次指之端,上出两指之间,循手表腕,出臂外两骨之间,上贯肘,循臑外上肩,而交出足少阳之后,入缺盆,布膻中,散络心包,下膈,遍属三焦。

其支者:从膻中,上出缺盆,上项,系耳后,直上出耳角,以屈下颊至顀。

其支者:从耳后入耳中,出走耳前,过客主人,前交颊,至目锐眦。

2. 循行

起于无名指尺侧端(关冲),向上出于手背第 4、第 5 掌骨之间,沿着腕背,出于前臂伸侧尺、桡骨之间,向上通过肘尖,沿着上臂外侧三角肌后缘,上达肩部,交出于足少阳经的后面,向前进入缺盆,分布于胸中,联络心包,向下通过横膈,从胸至腹,属于上、中、下三焦。

胸中支脉:从胸上出缺盆,上直项部,沿耳后直上,出于耳上到额角,弯下行于面颊,到达目眶下。

耳部支脉:从耳后入耳中,出走耳前,与前脉交叉于面颊部,到达目外眦,与足少阳胆经相接。(图2-6)

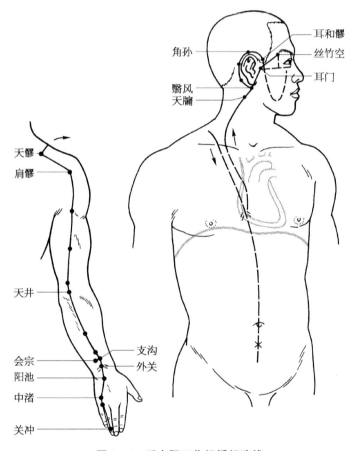

图2-6 手少阳三焦经循行路线

3. 解释

手少阳三焦经在面部的循行是其支脉,与耳、眼肌、颊肌、颞肌关系非常密切。因此,面瘫之耳鸣、耳后痛、听觉过敏症状均可取本经局部穴(翳风、瘈脉、颅息、耳门、耳和髎、丝竹空)及循经远取穴(中渚、外关)治疗。

4. 治疗面瘫与本经相关的穴位

翳风(TE17)

[穴名释义]翳,用羽毛做的华盖也,为遮蔽之物;风,风邪。穴位当

耳垂后方,为遮蔽风邪之处。

[标准定位] 在颈部,耳垂后方,乳突下端前方凹陷中。

[取法] 正坐或侧伏位,耳垂微向内折,于乳突前方凹陷处取穴。

[穴位解剖] 皮肤→皮下组织→腮腺。皮肤由耳大神经分布。皮下组织疏松,耳后静脉和面后静脉汇合成颈外(浅)静脉,在胸锁乳突肌浅面向下后斜行,至该肌后缘,锁骨上约 2.5 cm 处,穿深筋膜汇入锁骨下静脉。针刺时,针由皮肤、皮下筋膜穿腮腺咬肌筋膜,在乳突与胸锁乳突肌前缘,继进达腮腺的下颌后突部,可深抵起于横突的肌肉。

[刺灸法] 刺法:① 直刺 0.8~1.2 寸,耳后酸胀,可扩散至舌前部及半侧面部,以治面瘫、腮腺炎等。② 向内前下方斜刺 1.5~2.0 寸,局部酸胀,可向咽部扩散,咽部有发紧发热感,以治聋哑。

灸法:艾炷灸或温针灸 3~5 壮,艾条灸 5~10 分钟。

[功用] 通窍聪耳,祛风泄热。

[主治] 耳部疾患:耳鸣,耳聋,中耳炎。面颊部疾患:口眼㖞斜,牙关紧闭,齿痛,颊肿。

[注意事项] 本穴不宜针刺过深,避免刺中迷走神经,引起呼吸、心跳停止或下肢异常。另外,进行穴位注射治疗头面部疾患时,要注意针刺深度并适度用药,回抽无血时方可进针,以免刺入颈内静脉,引起不必要的损伤。

瘈脉(TE18)

[穴名释义] 瘈,瘈疭;脉,指络脉。穴位在耳后,布有络脉,有治瘈疭作用。

[标准定位] 在头部,乳突中央,角孙(TE20)至翳风(TE17)沿耳轮弧形连线的上 2/3 下 1/3 交点处。

[取法] 正坐或侧伏位,于耳后发际与外耳道口平齐处取穴。

[穴位解剖] 皮肤→皮下组织→耳后肌。皮肤由耳大神经的耳后支分布。皮下组织后,除颈丛的耳大神经的分布外,还有耳后动、静脉经过。针刺时,针由皮肤穿皮下筋膜,该处无深筋膜,所以直入耳后肌,该肌由面神经的耳后支支配。

[刺灸法]刺法：平刺 0.3～0.5 寸,局部酸胀;或用三棱针点刺出血。灸法：艾炷灸 3～5 壮,艾条灸 5～10 分钟或用灯草灸。

[功用]熄风止痉,活络通窍。

[主治]耳鸣,头痛,耳聋,小儿惊厥,呕吐,泄泻。

颅息(TE19)

[穴名释义]颅,头颅;息,安宁。穴位在头颅部,可安脑宁神。

[标准定位]在头部,角孙(TE20)至翳风(TE17)沿耳轮弧形连线的上 1/3 下 2/3 交点处。

[取法]下坐或侧伏位,于耳后发际,当瘈脉与角孙沿耳轮连线的中点处取穴。

[穴位解剖]皮肤→皮下组织→枕额肌。皮肤由耳大神经分布。皮内含有大量的毛囊、汗腺和皮脂腺。皮肤筋膜由致密的结缔组织和脂肪组织构成,其内除上述皮神经外,还有耳后动、静脉经过。针刺时,针由皮肤、皮下筋膜刺入枕额肌的肌腹,该肌腹由面神经的耳后支支配。

[刺灸法]刺法：平刺 0.3～0.5 寸,局部酸胀。

灸法：艾炷灸 3～5 壮,艾条灸 5～10 分钟。

[功用]通窍止痛,镇惊熄风。

[主治]耳鸣,头痛,耳聋,小儿惊厥,呕吐,泄泻。

耳门(TE21)

[穴名释义]耳,耳窍;门,门户。穴在耳前,犹如耳之门户。意指三焦经经气中的滞重水湿在此冷降后由耳孔流入体内。如同三焦经气血出入耳的门户,故名耳门。

[标准定位]在耳区,耳屏上切迹与下颌骨髁突之间的凹陷中。

[取法]正坐或侧伏位,微开口,当听宫穴直上 0.5 寸之凹陷处取穴。

[穴位解剖]皮肤→皮下组织→腮腺。皮肤由三叉神经的上颌神经的分支耳颞神经分布。皮下筋膜内除含有上述皮神经外,还有颞浅动静脉经过。针刺时,针由皮肤、皮下筋膜穿腮腺上端的筋膜入该腺,直抵外耳道软骨上方的骨膜。

[刺灸法]刺法：① 治口眼㖞斜时,可向对侧眼球方向刺入 0.5～1.0

寸,耳底胀痛,有时酸胀感可扩散至舌前部。② 治耳聋时,斜向内前下方深刺 1.5～2.0 寸,局部酸胀感。

灸法:温针灸 3～5 壮,艾条灸 10～20 分钟。

[功用] 开窍益聪,祛风通络。

[主治] 耳鸣,耳聋,聤耳,齿痛,颈颔肿,唇吻强等。

耳和髎(TE22)

[穴名释义] 耳,耳窍;和,调和;髎,骨隙。穴当耳前的浅表陷隙中,可调耳和声。

[标准定位] 在头部,鬓发后缘,耳郭根的前方,颞浅动脉的后缘。

[取法] 正坐或侧伏位,在头侧部,当鬓发后缘,平耳郭根之前方,颞浅动脉的后缘取穴。

[穴位解剖] 皮肤→皮下组织→耳前肌→颞筋膜颞肌。皮肤由下颌神经的分支、耳颞神经、面神经分布。皮下筋膜,内有耳颞神经、面神经的颞支及颞浅动静脉经过,耳前肌皮肌,受面神经的颞支支配。针刺时,针由皮肤、皮下筋膜直刺耳前肌,经包裹颞肌的颞筋膜而入该肌。颞肌属于咀嚼肌,由颞深前后神经支配。

[刺灸法] 刺法:避开动脉,斜刺 0.3～0.5 寸,局部酸胀。

灸法:温针灸 3～5 壮,艾条灸 5～10 分钟。

[功用] 祛风通络,消肿止痛。

[主治] 牙关拘急,口眼㖞斜,头重痛,耳鸣,颔肿,鼻肿痛等。

丝竹空(TE23)

[穴名释义] ① 丝竹,即细竹;空,空隙。眉毛状如细竹,穴在眉梢之陷隙处。② 丝竹,古指弦乐器,八音之一,此指气血的运行有如声音飘然而至。空,空虚也。意指穴外天部的寒湿水气由此汇入三焦经后冷降归地。本穴为三焦经终点之穴,由于禾髎穴传至本穴的气血极为虚少,穴内气血为空虚之状,穴外天部的寒湿水气因而汇入穴内,穴外的寒水水气如同天空中的声音飘然而至,故名丝竹空。

[标准定位] 在面部,眉梢凹陷中。

[取法] 正坐或侧伏位,于额骨颧突外缘,眉梢外侧凹陷处取穴。

[穴位解剖] 皮肤→皮下组织→眼轮匝肌。皮肤由三叉神经眼支的眶上神经和上颌神经的颧面神经分布。皮薄,移动性较大,皮下组织内除皮肤、皮下组织外,还有颞浅动、静脉的额支经过。针刺时,针由皮下组织直入眼轮匝肌,抵达额骨骨膜。眼轮匝肌受面神经的颞支支配。

[刺灸法] 刺法:① 平刺 0.5～1.0 寸。② 向攒竹方向透刺。或用三棱针点刺出血。

[功用] 清头明目,散风止痛。

[主治] 眼目疾患:目眩,目赤肿痛,眼睑瞤动。头部疾患:头痛,齿痛,癫痫。

中渚 (TE3)

[穴名释义] 中,中间;渚,水中之小块陆地。穴在五输穴流注之间,经气如水循渚而行。

[标准定位] 在手背,第4、第5掌骨间,掌指关节近端凹陷中。

[取法] 俯掌,液门穴直上 1 寸,当第 4、第 5 掌指关节后方凹陷中取穴。

[穴位解剖] 皮肤→皮下组织→第 4 骨间背侧肌。皮肤由尺神经的指背神经分布。皮下组织内的静脉网接受由手指、手掌浅层和深部的静脉。手背深筋膜可分为浅、深两层。浅层较厚,与伸指肌腱汇合,共同形成手背腱膜;深层覆盖于第 2 至第 5 掌骨和第 2 至第 4 骨间背侧肌的背面。浅、深两层之间则形成皮下间隙(位于皮下筋膜和手前腱膜之间)和腱膜下间隙(位于手背腱膜和深筋膜的深层之间)。针刺时,针由皮肤、皮下筋膜,穿皮下间隙,经腱膜下隙内的第 3、第 4 伸肌腱之间,深层第 4 掌骨间隙的骨间肌。

[刺灸法] 刺法:① 直刺 0.3～0.5 寸,局部酸胀,有麻电感向指端放散。② 向上斜刺 0.5～1.0 寸,局部酸胀,可向腕部扩散。

灸法:艾炷灸或温针灸 3～5 壮,艾条灸 5～10 分钟。

[功用] 清热通络,明目益聪。

[主治] 头面五官疾患:头痛目赤,目眩,目痛,目生翳膜,耳聋,耳鸣,喉痹。外感疾患:热病汗不出,寒热。本经脉所过部位的疾患:肘臂痛,

手臂红肿,五指不得屈伸。其他:消渴,疟疾,肋间神经痛。

外关(TE5)

[穴名释义]外,内外之外;关,关隘。穴在前臂外侧要处,犹如关隘。

[标准定位]在前臂后区,腕背侧远端横纹上2寸,尺骨与桡骨间隙中点。

[取法]伸臂俯掌,于腕背横纹中点直上2寸,尺、桡骨之间,与内关穴相对处取穴。

[穴位解剖]皮肤→皮下组织→小指伸肌→指伸肌→示指伸肌。皮肤由桡神经发出的前臂后皮神经分布。该处皮肤皮下筋膜掌侧厚而松弛,桡神经的浅支与头静脉起始部伴行,尺神经的手背支和贵要静脉起始部伴行。针刺时,针由皮肤、皮下筋膜穿前臂深筋膜,经小指伸肌的桡侧入小指伸肌,深进在拇长伸肌的尺侧入示指伸肌,以上诸肌(腱)均由桡神经肌支支配。

[刺灸法]刺法:① 直刺0.5～1.0寸,或透内关穴,局部酸胀,有时可扩散至指端。② 向上斜刺1.5～2.0寸,局部酸胀,向上扩散至肘、肩及躯干疾病。③ 向阳池方向斜刺运针,以治疗手腕疾患。

灸法:艾炷灸或温针3～5壮,艾条灸10～20分钟。

[功用]解表清热,通经活络。

[主治]头面耳目疾患:头痛,耳鸣,颊痛,鼻衄,牙痛,目赤肿痛。外感疾患:热病,咳嗽,疟腮,感冒。精神神经系统疾病:急惊风。胃肠疾病:腹痛,便秘,肠痛,霍乱。本经脉所过部位的疾患:胸胁痛,五指尽痛,不能握物,肘臂屈伸不利,上肢筋骨疼痛,肩痛。

(七)足少阳胆经——面部循行:经过眼外侧区、额角、耳、下颌角

1. 原文

《灵枢·经脉》:胆足少阳之脉,起于目锐眦,上抵头角,下耳后,循颈,行手少阳之前,至肩上,却交出手少阳之后,入缺盆。

其支者:从耳后入耳中,出走耳前,至目锐眦后。

其支者:别锐眦,下大迎,合于手少阳,抵于䪼,下加颊车,下颈,合缺盆。以下胸中,贯膈,络肝,属胆,循胁里,出气街,绕毛际,横入髀厌中。

其直者：从缺盆下腋,循胸,过季胁,下合髀厌中。以下循髀阳,出膝外廉,下外辅骨之前,直下抵绝骨之端,下出外踝之前,循足跗上,入小指次指之间。

其支者：别跗上,入大指之间,循大指歧骨内,出其端,还贯爪甲、出三毛。

2. 循行

起于目外眦(瞳子髎),向上到额角返回下行至耳后,沿颈部向后交会大椎穴再向前入缺盆部入胸过膈,联络肝脏,属胆,沿胁肋部,出于腹股沟,经外阴毛际,横行入髋关节(环跳)。

耳部支脉：从耳后入耳中,出走耳前,到目外眦处后向下经颊部会合前脉于缺盆部。下行腋部、侧胸部,经季肋和前脉会于髋关节后,再向下沿大腿外侧,行于足阳明和足太阴经之间,经腓骨前直下到外踝前,进入足第四趾外侧端(足窍阴)。

足背部支脉：从足临泣处分出,沿第1、第2跖骨之间,至大趾端(大敦)与足厥阴经相接。(图2-7)

3. 解释

足少阳胆经也是行于面部的主要经脉之一,而且连及侧头、耳、目及项部。因此,面瘫发生时,耳后疼痛、耳鸣、听觉过敏、额肌运动障碍,面颊部运动障碍均可取本局部经穴(瞳子髎、听会、上关、颔厌、悬颅、悬厘、曲鬓、阳白、风池)及循经取穴(足临泣、阳陵泉)治疗。

4. 治疗面瘫与本经相关的穴位

瞳子髎(GB1)

[穴名释义] 瞳子,指眼珠中的黑色部分,为肾水所主之处,此指穴内物质为肾水特征的寒湿水气;髎,孔隙也。意指穴外天部的寒湿水气在此汇集后冷降归地。本穴为胆经头面部的第一穴,胆及其所属经脉主半表半里,在上焦主降,在下焦主升,本穴的气血物质即是汇集头面部的寒湿水气后从天部冷降至地部,冷降的水滴细小如从孔隙中散落一般,故名瞳子髎。

[标准定位] 在面部,目外眦外侧0.5寸凹陷中。

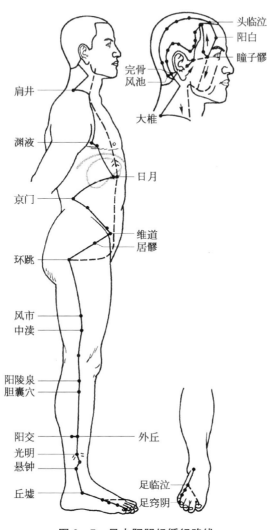

图 2-7　足少阳胆经循行路线

[取法] 正坐仰靠，令患者闭目，当眼角纹之处取穴。

[穴位解剖] 皮肤→皮下组织→眼轮匝肌→睑外侧韧带→眶脂体。皮肤由眼神经的泪腺神经分布。眼轮匝肌的睑部肌纤维为横纹肌，肌纤维收缩时，可使眼睑闭合。该肌受面神经颞支和颧支支配。睑外侧韧带由致密结缔组织形成，连接睑外侧联合与额骨眶面的骨膜和眶结节之间，与睑内侧韧带配合，使眼睑和眼球紧密相贴。针刺不宜过深。

[刺灸法] 刺法：① 向后斜刺 0.5～0.8 寸，局部酸胀，可放射至外耳

道。② 向太阳透刺,局部酸胀,可放射至外耳道。③ 用三棱针点刺出血。

灸法:艾条灸 5～10 分钟。

［功用］疏散风热,明目退翳。

［主治］头面疾患:头痛眩晕,口眼㖞斜。眼目疾患:目痛,目翳,迎风流泪,目多眵,目生翳膜。

听会(GB2)

［穴名释义］听,听觉;会,聚会。穴在耳前,司听闻,为耳部经脉之气会聚之处。

［标准定位］在面部,耳屏间切迹与下颌骨髁突之间的凹陷中。

［取法］正坐仰靠,让患者张口,当耳屏间切迹的前方,下颌骨髁突的后缘,有凹陷处取穴。

［穴位解剖］皮肤→皮下组织→腮腺囊→腮腺。皮肤由上颌神经的耳颞神经分布。腮腺内部的血管主要有颈外动脉、颞浅动静脉、上颌动静脉、面横动静脉、面后静脉,神经有耳颞神经和面神经丛。

［刺灸法］刺法:直刺 0.5～1.0 寸,局部酸胀。

灸法:温针灸 3～5 壮,艾条灸 10～20 分钟。

［功用］开窍聪耳,活络安神。

［主治］头面疾患:头痛眩晕,口眼㖞斜。耳目疾患:耳鸣,耳聋。

上关(GB3)

［穴名释义］上,上方;关,关界,指颧骨弓。穴当其上缘。

［标准定位］在面部,颧弓上缘中央凹陷中。

［取法］正坐仰靠或侧伏位,取耳前颧弓上侧,张口时有孔处取穴。

［穴位解剖］皮肤→皮下组织→颞筋膜→颞肌。皮肤由下颌神经的耳颞神经分布。该神经伴颞浅动脉上行,布于颞区皮肤。皮下组织内,还有面神经的颞支和颞浅动静脉。

［刺灸法］刺法:直刺 0.5～0.8 寸,局部酸胀。

灸法:艾炷灸 3～5 壮,艾条温灸 10～15 分钟或药物天灸。

［功用］聪耳开窍,散风活络。

［主治］头面疾患:头痛眩晕,口眼㖞斜,惊痫,瘛疭。耳目疾患:耳

鸣,耳聋,聤耳,目痛,目翳,迎风流泪,目多眵,目生翳膜。

颔厌(GB4)

[穴名释义]颔,下颌;厌,顺从。穴在颞颥部,随咀嚼顺从下颌运动。

[标准定位]在头部,从头维(ST8)至曲鬓(GB7)的弧形连线(其弧度与发弧度相应)的上 1/4 与下 3/4 的交点处。

[取法]正坐仰靠或侧伏位,先定头维和曲鬓,从头维向曲鬓凸向前作一弧线,于弧线之中点定悬颅,再在头维与悬颅之间取颔厌。试作咀嚼食物状,其处随咀嚼而微动。

[穴位解剖]皮肤→皮下组织→颞筋膜→颞肌。皮肤由下颌神经的耳颞神经分布。该神经伴颞浅动脉上行,布于颞区皮肤。皮下组织内,还有面神经的颞支和颞浅动静脉。

[刺灸法]刺法:平刺 0.3～0.5 寸,局部酸胀。

灸法:间接灸 3～5 壮,艾条灸 5～10 分钟。

[功用]聪耳开窍,散风活络。

[主治]头面疾患:头痛眩晕,口眼㖞斜,惊痫,瘈疭。

悬颅(GB5)

[穴名释义]悬,悬挂;颅,头颅。穴在颞颥部,如悬挂在头颅之两侧。

[标准定位]在头部,从头维(ST8)至曲鬓(GB7)的弧形连线(其弧度与鬓发弧度相应)的中点处。

[取法]正坐仰靠或侧伏位,先定头维和曲鬓,如从头维向曲鬓凸向前作一弧线,于弧线之中点定悬颅。

[穴位解剖]同颔厌穴。

[刺灸法]刺法:平刺 0.5～0.8 寸,局部酸胀。

灸法:间接灸 3～5 壮,艾条灸 5～10 分钟。

[功用]疏通经络,清热散风。

[主治]头目疾患:偏头痛,面肿,目外眦痛。口鼻疾患:鼻流清涕,鼽衄,齿痛。

悬厘(GB6)

[穴名释义]悬,悬垂;厘,同"氂",指头发。穴在颞颥部,位于悬垂的

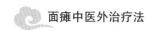

鬓发之中。

［标准定位］在头部,从头维(ST8)至曲鬓(GB7)的弧形连线(其弧度与鬓发弧度相应)的上 3/4 与下 1/4 的交点处。

［取法］在鬓角之上际,当悬颅穴与曲鬓穴之中点。正坐仰靠或侧伏取穴。

［穴位解剖］同颔厌穴。

［刺灸法］刺法:平刺 0.5～0.8 寸,局部酸胀。

灸法:间接灸 3～5 壮,艾条灸 5～10 分钟。

［功用］疏经通络,清热散风。

［主治］头面疾患:头痛眩晕,口眼㖞斜。耳目疾患:耳鸣,耳聋,聤耳,目痛,目翳,迎风流泪,目外眦痛,齿痛。

曲鬓(GB7)

［穴名释义］曲,弯曲;鬓,鬓发。穴在耳上鬓发边际的弯曲处。

［标准定位］在头部,耳前鬓角发际后缘与耳尖水平线的交点处。

［取法］在头部,当耳前鬓角发际后缘的垂线与耳尖水平线交点处,正坐仰靠或侧伏取穴。

［穴位解剖］同颔厌穴。

［刺灸法］刺法:平刺 0.5～0.8 寸,局部酸胀。

灸法:间接灸 3～5 壮,艾条灸 5～10 分钟。

［功用］清热散风,活络通窍。

［主治］头面疾患:头痛眩晕,口眼㖞斜。耳目疾患:耳鸣,耳聋,聤耳,目痛,目翳,迎风流泪,目外眦痛,齿痛。

阳白(GB14)

［穴名释义］① 阳,阴阳之阳;白,光明。头在上为阳,穴在面部眉上方,有明目之功。② 阳,天部也,气也;白,明亮清白也。意指胆经的湿冷水气在此吸热后膨胀、发散。

［标准定位］在头部,眉上一寸,瞳孔直上。

［取法］正坐或卧位取穴。在头部,瞳孔直上,眉上一寸。

［穴位解剖］皮肤→皮下组织→枕额肌→帽状腱下结缔组织→骨膜

（额骨）。皮肤由额神经的眶上神经和滑车上神经双重分布。枕额肌额腹位额部皮下，宽阔而菲薄，起自帽状腱膜，止于额部皮肤，受面神经颞支支配。

〔刺灸法〕刺法：平刺 0.5～0.8 寸，局部酸胀。

灸法：间接灸 3～5 壮，艾条灸 5～10 分钟。

〔功用〕清头明月，祛风泄热。

〔主治〕头项疾患：头痛，眩晕，颈项强急。神志疾患：中风不省人事，癫疾，小儿惊厥。

风池（GB20）

〔穴名释义〕① 风，风邪；池，池塘。穴位在枕骨下，局部凹陷如池，常为祛风之要穴。② 风，指穴内物质为天部的风气。池，屯居水液之器也，指穴内物质富含水湿。意指有经气血在此化为阳热风气。本穴物质为脑空穴传来的水湿之气，至本穴后，因受外部之热，水湿之气膨胀、发散并化为阳热风气输散于头颈各部，故名风池。

〔标准定位〕在颈后区，枕骨之下，胸锁乳突肌上端与斜方肌上端之间的凹陷中。

〔取法〕正坐或俯卧位，于项后枕骨下两侧凹陷处，当斜方肌上部与胸锁乳突肌上端之间取穴。

〔穴位解剖〕皮肤→皮下组织→项筋膜→头夹肌→头半棘肌→头后大直肌与头上斜骨之间。皮肤由颈丛的枕小神经分布。项筋膜包绕项部浅、深层肌。针刺时，针由皮肤、皮下组织穿项筋膜浅层，在胸锁乳突肌和斜方肌之间入浅层的头夹肌，继进深层骶棘肌中的头最长肌和头半棘肌。项肌均由项神经后支支配。第 2 项神经后支可分为内外侧支。外侧支参与支配项肌，内侧支为皮支，称枕大神经。该神经由枕动、静脉伴行，在项筋膜的深面上行，约于上项线水平处，穿斜方肌附着点及项筋膜浅层，分支至颅后部的皮肤。

〔刺灸法〕刺法：① 向对侧或同侧口角方向斜刺 0.5～1.5 寸，局部酸胀，并向头顶、颞部、前额和眼扩散。② 平刺 2.0～3.0 寸，透对侧风池穴，局部酸胀，扩散至头顶部。③ 向鼻尖平耳垂水平略向下刺，1.0～1.5

寸,主治头痛头晕,此深度无不良后果。如超过,同时针尖略偏向内侧时,可能损伤椎动脉、延髓。④ 向对侧眼眶内下缘方向进针,0.6～1.2寸,主治颈椎增生。⑤ 如向对侧眼外眦方向进针,且刺入过深时,可能损伤椎动脉,甚至可穿过寰枕后膜、硬脊膜和枕骨大孔进入颅腔伤及延髓。损伤椎动脉可引起出血,而伤及延髓有生命危险。

灸法:温针灸5～7壮,艾条灸10～20分钟。

[功用] 醒脑明目,祛风解毒,通利官窍。

[主治] 头目疾患:头痛头晕,目赤肿痛,迎风流泪,翳膜遮睛,目视不明,雀目,青盲,面肿,口喎。外感疾患:头痛发热,热病汗不出,颈项强痛。耳鼻疾患:鼻渊,鼻衄,耳鸣耳聋。神志疾患:失眠,癫痫,中风昏迷,气厥。

[注意事项] 向鼻尖平耳垂水平略向下刺1.0～1.5寸,此深度无不良后果。如超过,同时针尖略偏向内侧时,可能损伤椎动脉、延髓。

足临泣(GB41)

[穴名释义] 足,足部;临,调治;泣,流泪。穴在足部,可调治流泪等眼病。

[标准定位] 在足背,第4、第5跖骨底结合部的前方,第5趾长伸肌腱外侧凹陷中。

[穴位解剖] 皮肤→皮下组织→足背筋膜→趾短伸肌→骨间背侧肌。皮肤由足背外侧皮神经和足中间皮神经双重分布。足背皮薄,活动度大。皮下组织结构疏松,皮下筋膜中走行有足背静脉网及大隐静脉、小隐静脉的起始部。针刺时,针由皮肤、皮下筋膜穿足背深筋膜,在趾长伸肌腱至第4、第5趾的肌腱之间,经趾短伸肌腱外侧,入第4骨间背侧肌。

[刺灸法] 刺法:① 直刺0.5～0.8寸,局部酸胀,可向足趾端放散。② 消肿利水可用子午捣臼法。③ 用三棱针点刺出血。

[功用] 疏肝解郁,熄风泻火。

[主治] 头面五官疾患:头痛目眩,目赤肿痛,颌痛,齿痛,咽肿,耳聋。胸胁疾患:乳痛,呼吸困难,腋下肿,胁肋痛。本经脉所过部位的疾患:足跗肿痛,髀枢痛,膝踝关节痛,足背红肿。

阳陵泉（GB34）

［穴名释义］阳，阴阳之阳；陵，丘陵；泉，水泉。外为阳，膝外侧腓骨小头隆起如陵，穴位在其下陷中，犹如水泉。

［标准定位］在小腿外侧，腓骨头前下方凹陷中。

［穴位解剖］皮肤→皮下组织→小腿深筋膜→腓骨长肌→腓骨短肌。皮肤由腓肠外侧皮神经分布。腓总神经在腘窝上角从坐骨神经分离以后，沿着腘窝外侧到腓骨小头的后下方穿腓骨长肌，分为腓浅、深神经。腓浅神经的肌支支配腓骨长、短肌。

［刺灸法］刺法：① 直刺 1.0～3.0 寸，深刺可透阴陵泉，局部酸胀，有麻电感向下发散。② 向上斜刺 0.5～0.8 寸，局部酸胀。

灸法：艾炷灸或温针灸 3～5 壮，艾条灸 5～10 分钟。

［功用］清热熄风，消肿止痛。

［主治］头面疾患：头痛，耳鸣，耳聋，目痛，颊肿。胸部疾患：胸胁痛，乳肿痛，气喘，咳逆。胆肝疾患：胸胁支满，胁肋疼痛，呕吐胆汁，寒热往来，黄疸。本经脉所过部位的疾患：膝肿痛，下肢痿痹，麻木，脚胫酸痛，筋挛，筋软，筋缩，筋紧，脚气，半身不遂。其他：虚劳失精，小便不禁，遗尿。

（八）足厥阴肝经——面部循行：经过颊内、唇内

1. 原文

《灵枢·经脉》：肝足厥阴之脉，起于大指丛毛之际，上循足跗上廉，去内踝一寸，上踝八寸，交出太阴之后，上腘内廉，循股阴，入毛中，环阴器，抵小腹，挟胃，属肝，络胆，上贯膈，布胁肋，循喉咙之后，上入颃颡，连目系，上出额，与督脉会于巅。

其支者：从目系下颊里，环唇内。

其支者：复从肝，别贯膈，上注肺。

2. 循行

起于足大趾上毫毛部（大敦），经内踝前向上至内踝上八寸处交出于足太阴经之后，上行沿股内侧，进入阴毛中，绕阴器，上达小腹，挟胃旁，属肝络胆，过膈，分布于胁肋，沿喉咙后面，向上入鼻咽部，连接于"目系"（眼球连系于脑的部位),上出于前额,与督脉会合于巅顶。

"目系"支脉:下行颊里、环绕唇内。(图 2 - 8)

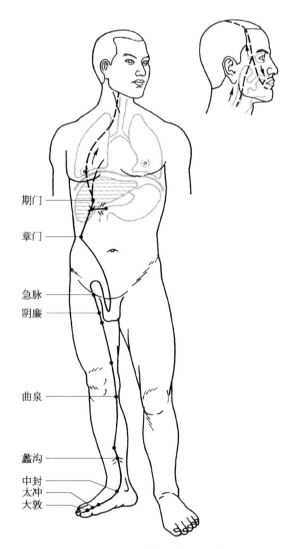

图 2 - 8 足厥阴肝经循行路线

3. 解释

足厥阴肝经与面部的关系主要在于其面部的分支,面颊内侧及口唇内侧的经筋为肝经所属。在面瘫病变时,此处经气不畅,口喎就不能治愈。面瘫外治法中的颊黏膜割治放血法,实则是疏畅患处肝经经气。另外,肝经与眼肌、额肌关系密切。故面瘫发生时,额肌运动障碍,目不合,目干,多泪,口唇运动障碍,可取本经穴(太冲)治疗。

4. 治疗面瘫与本经相关的穴位

太冲(LR3)

[穴名释义] ① 太,同"大"字;冲,重要部位。穴居足背,局部脉气盛大,为本经要穴。② 太,大也。冲,冲射之状也。意指肝经的水湿风气在此向上冲行。

[标准定位] 在足背,当第1、第2跖骨间,跖骨底结合部前方凹陷中,或触及动脉搏动。

[取法] 正坐垂足或仰卧位,于足背第1、第2跖骨之间,跖骨底结合部前方凹陷处,当踇长伸肌腱外缘处取穴。

[穴位解剖] 皮肤→皮下组织→第1骨间背侧肌→指浅、深层肌腱的背侧。皮肤由腓深神经的皮支支配,到该穴皮肤的神经纤维来自第5腰神经。皮下组织内有上述神经的皮支、足背内侧皮神经和足背静脉网。针刺时,针在踇长伸肌腱与趾长伸肌腱之间通过,两肌均受腓深神经支配。腓深神经来自腓总神经,经踝关节前方至足背,行走在第1跖骨间隙,其末端分两支到第1、第2趾的相对缘。该神经在此处正当穴位,有可能刺中。若针继续深刺,可通过第1、第2跖骨之间到足底及踇收肌斜头和踇短屈肌等结构。

[刺灸法] 刺法:① 向上斜刺0.5～1.0寸,局部酸胀或麻向足底放射。② 向外下斜刺1.0～1.5寸,透涌泉穴,有时出现麻电感向足底放散。

灸法:艾炷灸或温针灸3～5壮,艾条灸10～20分钟。

[功用] 平肝熄风,疏肝养血。

[主治] 肝肾疾患:阴痛,阴精不足,狐疝,遗尿,癃闭,小便赤,淋病,呕吐,胸胁支满,绕脐腹痛,飧泄。妇人疾患:月经不调,痛经,经闭,崩漏,带下,难产,乳痛。本经脉所过部位的疾患:筋挛,腿软无力,脚气红肿,五趾拘急,喉痛嗌干,口中烂,口喎,头昏目痛,头痛。神志疾患:小儿惊风,癫痫,心烦,失眠。其他:腰脊疼痛,瘰疬。

（九）任脉——面部循行：经过下唇及下颌正中

1. 原文

《素问·骨空论》：任脉者，起于中极之下，以上毛际，循腹里，上关元，至咽喉，上颐循面入目。

2. 循行

起于中极下的会阴部，向上到阴毛处，沿腹里上出关元穴，向上到咽喉部，再上行到下颌、口旁，沿面部进入目下。（图2-9）

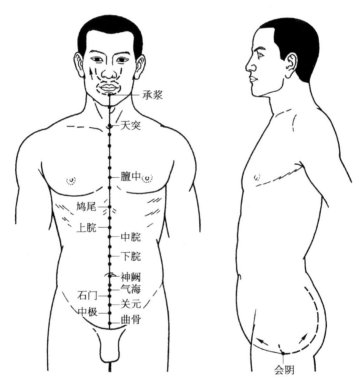

图2-9 任脉循行路线

3. 解释

任脉为阴脉之海，可濡养周身。面瘫发生时，由于面部各条经脉脉络空虚，又有外邪入侵阻滞脉道，致口、眼与面部经筋失于濡养。任脉行于口及眼、面部，可充养各条经脉，故面瘫发生时，唾腺分泌障碍，味觉障碍，口唇肌瘫痪等症状，均可取本经穴（承浆）治疗。

4. 治疗面瘫与本经相关的穴位

承浆(CV24)

〔穴名释义〕① 承,承受;浆,水浆。穴位在颏唇沟正中的凹陷处,为承受口中流出的水浆之处。② 承,承受;浆,水与土的混合物。意指任脉的冷降水湿及胃经的地部经水在此聚集。本穴如同地部经水的承托之地,故名承浆。

〔标准定位〕在面部,颏唇沟的正中凹陷处。

〔穴位解剖〕皮肤→皮下组织→口轮匝肌→降下唇肌→颏肌。皮肤由下颌神经的末支颏神经分布。皮下组织内有上述神经、颏动、静脉和颏下动、静脉。口轮匝肌由面神经的颊支和下颌缘支支配。降下唇肌位于口角下部的皮下,为三角形扁肌;颏肌位于降下唇肌的深面,呈锥状。都受面神经下颌缘支支配。

〔刺灸法〕刺法:斜刺 0.3～0.5 寸,局部酸胀,可打散至口唇。

灸法:艾条温灸 5～10 分钟。

〔功用〕祛风通络,镇静消渴。

〔主治〕中风昏迷,癫痫,口眼㖞斜,唇紧,面肿,齿痛龈肿,流涎,口舌生疮,暴喑不言等。

（十）督脉——面部循行：经过头面部的正中线至上唇

1. 原文

督脉经穴歌:脉起下极之腧,并于脊里,上至风府,入脑上巅,循额至鼻柱。

2. 循行

起于躯干最下部的长强穴,沿着脊柱里面上行到风府穴,进入脑部,上至巅顶,沿额下行到鼻柱。(图 2-10)

3. 解释

督脉行于头面正中,即关联于额、眼、鼻、唇局部经气,又为阳脉之海,可调节诸条阳经经气。面瘫时,阳明、少阳、太阳各经经气不畅,督脉可行调节,以助其疏风邪,通经脉,又可解决局部症状。故面瘫发生时,额肌运动障碍,目干,多泪,鼻歪,人中沟歪,颏唇沟歪,均可用此经穴治疗。

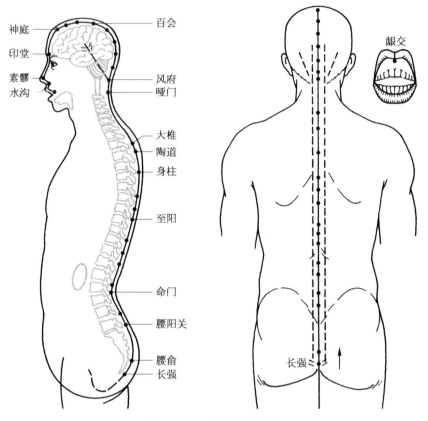

图 2‑10　督脉循行路线

4. 治疗面瘫与本经相关的穴位

水沟（GV26）

［穴名释义］水，水液；沟，沟渠。穴位在人中沟，人中沟形似水沟。

［标准定位］在面部，人中沟的上 1/3 与中 1/3 交点处。

［穴位解剖］皮肤→皮下组织→口轮匝肌→黏膜。皮肤由上颌神经颜面终支之一上唇支左、右交织分布。口轮匝肌由面神经的颊支支配，黏膜内有许多黏液腺。

［刺灸法］刺法：① 向上斜刺 0.2～0.3 寸，局部以痛感为主，捻转时可有酸胀感，用于醒脑开窍。② 针尖向鼻中隔斜刺 0.2～0.3 寸，将针退至皮下再向左右鼻翼方向斜刺，局部酸胀。③ 用三棱针点刺放血。

灸法：艾炷灸 3～5 壮，艾条温灸 5～10 分钟。

［功用］醒脑开窍,通经活络。

［主治］神志疾患:昏迷,晕厥,中暑,癫痫,急慢惊风,牙关紧闭,瘟疫,黄疸,霍乱。五官科系统疾病:齿痛,㖞僻,风水面肿,鼻塞,鼻衄等。其他:脊膂强痛,挫闪腰痛等。

(十一) 冲脉——面部循行:经过口唇周围、鼻旁

1. 原文

《灵枢·逆顺肥瘦》:其上者,出于颃颡,渗诸阳,灌诸精;其下者,注少阴之大络,出于气街,循阴股内廉,入腘中,伏行骭骨内,下至内踝之后属而别。其下者,并于少阴之经,渗三阴;伏于出跗属,下循跗,入大指间。

2. 循行

其上行支,出于咽喉上部和后鼻道,向诸阳经渗灌精气。下行支,注入足少阴肾经的大络,从气冲部分出,沿下肢内侧下行至足内踝之后的跟骨上缘分为两支,与足少阴经并行,将精气灌注于足三阴经;向前行的分支,从内踝后的深部跟骨上缘分出,沿着足背进入大趾间。

3. 解释

冲脉,五脏六腑十二经脉之海,五脏六腑都禀受它的气血的濡养;冲脉协同足少阴肾经上行,环绕口唇。是一条循行于口唇及鼻道的重要经脉,故调节冲脉气血不仅可以在面瘫恢复期调理气血以充盈十二经脉,濡养脏腑。还可以在面瘫口角歪斜甚至在出现联动时,利用其循行路线濡养周围肌肉。

4. 治疗面瘫与本经相关的穴位

公孙(SP4)

［穴名释义］公,通"祖",有本源之意;孙,子嗣。脾经之络脉是从此通向胃经的。

［标准定位］在跖区,当第1跖骨底的前下缘赤白肉际处。

［取法］正坐垂足或仰卧位,于足大趾内侧后方,正当第1跖骨基底内侧的前下方,距太白穴1寸处取穴。

［穴位解剖］皮肤→皮下组织→姆展肌(腱)→姆短屈肌。皮肤由腓浅神经的分支,足背两侧皮神经的内侧和隐神经双重分布。皮下组织内

97

有血管网及少量的脂肪。趾跖侧筋膜在足底部形成跖腱膜,前方止于跖趾关节囊和屈肌腱鞘。针刺时,针经上述结构,进入蹬展肌的蹬短屈肌,该二肌由足底内侧神经支配。

[刺灸法] 刺法:直刺 0.5～0.8 寸,深刺可透涌泉,局部酸胀,可扩散至足底。

灸法:艾炷灸或温针灸 3～5 壮,艾条灸 10～20 分钟。

[功用] 健脾胃,调冲任。

[主治] 胃肠疾患:呕吐,呃逆,反胃,噎膈,腹痛,胃脘痛,食不化,肠鸣,泄泻,痢疾。妇人疾患:妇人血晕,胎衣不下,痛经,月经不调,带下。冲脉病:逆气里急,冲逆攻痛,气冲胸中、胸膈、喉咙。其他:眩晕,癫痫,疟疾,烦心,失眠,发狂妄。本经脉所过部位的疾患:足痛,足肿,足内翻。

(十二) 阴跷脉、阳跷脉——面部循行: 经过目内眦及鼻旁

1. 原文

《灵枢·脉度》:(阴)跷脉者……起于然骨之后,上内踝之上,直上循阴股,入阴,上循胸里,入缺盆上,出人迎之前,入顺,属目内眦,合于太阳,阳跷而上行。

《难经·二十八难》:阴跷脉者,亦起于跟中,循内踝上行,至咽喉,交贯冲脉。

2. 循行

阴跷脉起于照海,上行于内踝上方,向上沿大腿内侧,进入前阴部,然后沿着腹部上入胸内,入于缺盆,向上出人迎的前面,到达鼻旁,连属于目内眦,与足太阳经、阳跷脉会合而上行。

阳跷脉起于足跟部,出外踝下,循外踝后上行,经大腿外侧,沿肩后上行,循面,交目内眦,入脑,下耳后,入风池。

3. 解释

阴跷、阳跷脉从下肢内、外侧上行头面,具有交通一身阴阳之气,调节肢体运动功能;阴、阳跷脉会于目内眦,可主眼睑之开合;故瞬目缓慢,目不能合症状,可取申脉、照海穴治疗。

4. 治疗面瘫与本经相关的穴位

照海(KI6)

［穴名释义］照,光照;海,海洋。穴属肾经,气盛如海,意为肾中真阳,可光照周身。

［标准定位］在踝区,内踝尖下 1 寸,内踝下缘边际凹陷中。

［穴位解剖］皮肤→皮下组织→胫骨后肌。皮肤由隐神经的小腿内侧支分布。在小腿深筋膜的下面,内踝的周围,由内踝前后动脉、跗内侧动脉、跟内侧支和足底内侧动脉的分支组成内踝网,营养内踝的结构。

［刺灸法］刺法:直刺 0.5～0.8 寸,局部酸麻,可扩散至整个踝部。

灸法:艾炷灸 3～5 壮,艾条温和灸 5～10 分钟。

［功用］滋阴调经,熄风止痉,利咽安神。

［主治］头面五官疾患:咽喉肿痛暴喑。胸腹疾患:心痛,气喘,便秘,肠鸣泄泻。泌尿生殖疾患:月经不调,痛经,经闭,赤白带下,阴挺,阴痒,妇人血晕,胎衣不下,恶露不止,难产,疝气,淋病,遗精白浊,癃闭,小便频数,遗尿。神志疾患:痫病夜发,惊恐不安。

申脉(BL62)

［穴名释义］申,通"伸",伸展;脉,经脉。穴属膀胱经,又是阳跷脉的起点,由此向阳跷脉伸展。

［标准定位］在踝区,外踝尖直下,外踝下缘与跟骨之间凹陷中。

［取法］正坐垂足着地或仰卧位,在外踝直下 0.5 寸,前后有筋,上有踝骨,下有软骨,其穴居中。

［穴位解剖］皮肤→皮下组织→腓骨肌下支持带→腓骨长、短肌(腱)。皮肤由腓肠神经分布。深筋膜形成腓骨肌下支持带,限制腓骨长、短肌(腱)于外踝下方的踝沟内。二肌腱穿经支持带的内面时,有一总腱鞘包绕,以减少肌腱在运动过程的摩擦。二肌由腓浅神经支配。血液供应来自外踝前后动脉,跗外侧动脉、腓动脉的跟外侧支以及足底外侧动脉的分支等形成的外踝网供应。

［刺灸法］刺法:直刺或略下斜刺 0.2～0.3 寸,局部酸胀。

灸法:艾炷灸 3～5 壮,艾条灸 5～10 分钟。

［功用］活血理气,宁志安神。

［主治］神志疾患:失眠,癫狂,痫证,中风不省人事。头面五官疾患:偏正头痛,眩晕。

(十三) 经外奇穴

挟承浆(Ex)

［标准定位］在面部,承浆穴外侧约1寸之凹陷中。

［取法］取仰靠或仰卧位,在承浆穴旁开1寸,地仓直下,颏孔附近取穴。

［穴位解剖］同承浆穴。

［刺灸法］刺法:① 直刺,0.2～0.5寸,局部胀痛感。② 斜刺,向内下方斜刺进针0.3～0.5寸,用于治疗三叉神经痛。有麻电感放射至下唇。

灸法:艾条温灸5～10分钟。

［功用］祛风通络,镇静消渴。

［主治］中风昏迷,癫痫,口眼㖞斜,唇紧,面肿,齿痛龈肿,流涎。

鱼腰(EX－HN4)

［穴名释义］鱼,指眉弓,其形如鱼;腰,腰部,中部。此穴正位于眉弓中间处,故名。

［标准定位］在额部,瞳孔直上,眉毛中。

［取法］正坐位或仰卧位,在额部,瞳孔直上,眉毛正中取穴。

［穴位解剖］皮肤→皮下组织→眼轮匝肌→枕额肌额腹→骨膜。皮肤由眶上神经外侧支分布。眶上神经是三叉神经第1支(眼神经)的分支。皮下组织内有上述神经纤维和眶上动、静脉的外侧支。肌肉由面神经的颞支和颧支支配。眼轮匝肌由面神经的颞支和颧支支配。枕额肌额腹位于额部皮下,宽阔而菲薄,起自帽状腱膜,止于额部皮肤,受面神经颞支支配。针刺时,针由皮肤、皮下组织直入眼轮匝肌,抵达额骨和眉弓和其骨外膜。

［刺灸法］刺法:① 平刺0.5～1.0寸,向左右透刺攒竹或丝竹空,局部重胀,可扩散至眼球,使眼球出现肿感。② 向前下方斜刺0.3～0.5寸,

达眶上孔,有触电感传至眼与前额,以治三叉神经痛。

灸法：禁灸。

[功用] 清肝明目,通络止痛。

[主治] 眼睑𫇭动,口眼㖞斜,眼睑下垂,鼻衄,目赤肿痛,三叉神经痛等。

太阳(EX－HN5)

[穴名释义] 太,大;阳,阴阳之阳。头角处俗称太阳,本穴正位于该处,故名。

[标准定位] 在头部,眉梢与目外眦之间,向后约一横指的凹陷中。

[取法] 在颞部,当眉梢与目外眦之间,向后约一横指的凹陷中取穴。

[穴位解剖] 皮肤→皮下组织→眼轮匝肌→颞筋膜→颞肌→骨膜。皮肤由耳颞神经和枕小神经双重支配。皮下组织内有颞浅动、静脉、耳颞神经和面神经的颞支走行。眼轮匝肌受面神经的颞支和颧支支配。颞肌由三叉神经第三支(下颌神经)的分支颞深神经支配。

[刺灸法] 刺法：① 直刺 0.3～0.5 寸,局部酸胀。② 向后平刺 1.0～2.0 寸,透率谷、局部酸胀,可扩散至同侧颞部,以治偏头痛。③ 向下平刺 1.5～2.5 寸,透下关,局部酸胀,可扩散至面颊部,以治面神经麻痹。④ 三棱针点刺出血。

灸法：温针灸 3～5 壮,艾条灸 5～10 分钟或药物天灸。

[功用] 清热祛风,解痉止痛。

[主治] 失眠,健忘,癫痫,头痛,眩晕,鼻衄,目赤肿痛,三叉神经痛等。

上迎香(EX－HN8)

[穴名释义] 上,上下之上;迎,迎接;香,香味,泛指气味。穴位在鼻部,大肠经迎香穴之上方,故名。

[标准定位] 在面部,鼻翼软骨与鼻甲的交界处,近鼻唇沟上端处。

[穴位解剖] 皮肤→皮下组织→提上唇鼻翼肌。皮肤由上颌神经的眶下神经分布。皮下组织内有面动、静脉。提上唇肌由面神经的颊支支配。

〔刺灸法〕刺法：针尖向内上方斜刺 0.5～0.8 寸，局部酸胀，可扩散至鼻额、眼球部。

灸法：艾条灸 5～10 分钟。

〔功用〕清热通窍，通络止痛。

〔主治〕五官科系统疾病：过敏性鼻炎，鼻窦炎，鼻出血，嗅觉减退等。

二、循行于面部的经筋

基于经典古医籍论述，正气不足、经脉空虚是发病之本，外感风、寒、湿、热之邪是标，最终导致面部经筋阻滞，失于濡润而发面瘫，所以面瘫的病位在经筋。

经筋是经络系统的组成部分，具有联缀四肢关节、约束骨骼、维络周身、主司运动的功能，正如《素问·痿论》曰"宗筋主束骨而利机关也"。由《灵枢·经筋》可知，手足三阳之筋均循上行于面，额为太阳所系；目下属阳明所主；耳前、耳后系少阳所过。手阳明经筋"上颊，结于頄"；手少阳经筋"上乘颌，结于角"；足少阳经筋"循耳后，上额角，交巅上，下走颌，上结于頄"；足太阳经筋"上头下颜结于鼻。其支者，为目上输，下结于頄"，说明六阳经均循行于面部，与口僻发病均有一定的关系。结合西医学面肌解剖，足阳明经筋涉及的表情肌有眼轮匝肌、口轮匝肌、颧肌、提上唇肌、颊肌；足太阳经筋涉及的表情肌有颅顶肌、皱眉肌、降眉肌、眼轮匝肌；足少阳经筋涉及的表情肌为颞肌、眼轮匝肌；手阳明经筋涉及的表情肌有颧肌、额枕肌、颞肌；手太阳经筋涉及的表情肌有颞肌、眼轮匝肌；手少阳经筋涉及的表情肌有额枕肌、颞肌、眼轮匝肌。面瘫所致表情肌瘫痪正是六阳经在面部循行的经筋司运动功能失常所致。

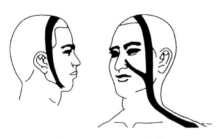

图 2 - 11　手阳明经筋

（一）手阳明经筋

起于食指末端……上颈，分为两支：一支走向面颊，结于鼻旁颧骨；一支上行走手太阳经筋前方，上左侧额角者，结络于头部，向下至右侧下颌。（图 2 - 11）

（二）足阳明经筋

循行始于目下，绕面周，从颈前……止于次趾末端。在颈部分为三个分支：一支向上挟口旁，合于鼻旁颧部，相继下结于鼻，从鼻旁合于足太阳经筋；一支从面部结于耳前部；一支为"目下纲"（下睑）。（图2-12）

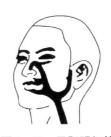
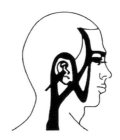

图2-12　足阳明经筋　　　　图2-13　手太阳经筋

（三）手太阳经筋

起于小指外侧末端上行……结于耳后乳突部，分支进入耳中；直行的出于耳上，向下结于下颌处后转向上方，连属于眼外眦。（图2-13）

（四）足太阳经筋

起始于足小趾……向上沿跟腱结于腘部；分支结于舌根。直行者结于枕骨，上向头顶，由头的前方下行到颜面，结于鼻部。分支形成"目上纲"，下边结于鼻旁。一支进入腋下，向上出缺盆，上方结于完骨（耳后乳突）；再有分支从缺盆出来，斜上结于鼻旁部。（图2-14）

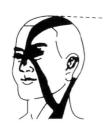
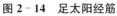
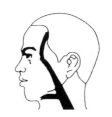

图2-14　足太阳经筋　　　　图2-15　手少阳经筋

（五）手少阳经筋

起于第4手指端向上……到颈部会合手太阳经筋。其支者当下颌角部进入，联系于舌根；一支上下颌处沿耳前，属目外眦，上达颞部，结于额角。（图2-15）

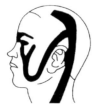

图 2 - 16
足少阳经筋

（六）足少阳经筋

起于第 4 趾……结于缺盆。直行的上出腋部通过缺盆走向太阳经的前方，沿耳后上绕到额角，交会于头顶，向下走向下颌，上方结于鼻旁，分支结于目外眦，为"外维"（指维系目外眦之筋）。（图 2 - 16）

十二经脉内属于脏腑，外络于肢节，外邪侵袭，致使经络受邪，筋脉受阻，肌肉失司，故调节直接循行于面部的经筋也是一种直接作用于疾病，对出现功能障碍的肌肉进行调节的方法。

三、治疗面瘫常用的耳穴

常用耳穴分区如图 2 - 17。

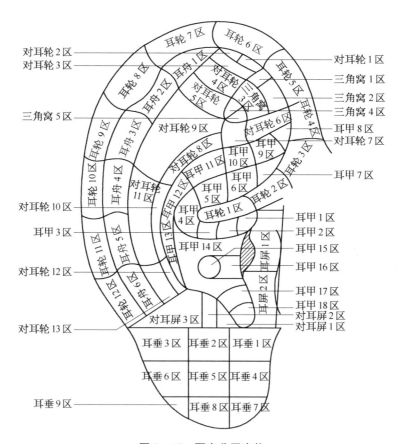

图 2 - 17　耳穴分区定位

（一）耳轮穴位

（1）耳尖：在耳郭向前对折的上部尖端处，即耳轮 6、7 区交界处。主治发热，高血压，急性结膜炎，睑腺炎，痛证，风疹，失眠。

（2）耳尖后：在耳尖的后部，即耳轮 7 区。主治发热，结膜炎。

（3）结节（肝阳）：在耳轮结节处，即耳轮 8 区。主治头晕，头痛，高血压。

（二）对耳轮穴位

交感：在对耳轮下脚末端与耳轮内缘相交处，即对耳轮 6 区前端。主治疼痛，自主神经功能紊乱，心悸，多汗，失眠等。

（三）三角窝穴位

（1）角窝上：在三角窝前 1/3 的上部，即三角窝 1 区。主治高血压。

（2）神门：在三角窝后 1/3 处，即三角窝 4 区。主治失眠，多梦，各种痛证，咳嗽，哮喘，眩晕，高血压，过敏性疾病，戒断综合征。

（四）耳屏穴位

（1）外耳：在屏上切迹前方近耳轮部，即耳屏 1 区上缘处。主治耳鸣，眩晕等。

（2）屏间：在耳屏游离缘上部尖端，即耳屏 1 区后缘处。主治五官炎症，痛症。

（3）肾上腺：在耳屏游离缘下部尖端，即耳屏 2 区后缘处。主治低血压，休克，炎症，过敏性疾病等。

（4）屏间前：在屏间切迹前方耳屏最下部，即耳屏 2 区下缘处，主治眼病。

（五）对耳屏穴位

（1）额：在对耳屏外侧面的前部，即对耳屏 1 区。主治额窦炎，头痛，头晕，失眠，多梦。

（2）屏间后：在屏间切迹后方，对耳屏前下部，即对耳屏 1 区下缘处。主治眼病。

（3）颞：在对耳屏外侧面的中部，即对耳屏 2 区，主治偏头痛。

（4）枕：在对耳屏外侧面的后部，即对耳屏 3 区，主治头痛，眩晕，失眠多梦。

(5) 皮质下：在对耳屏内侧面，即对耳屏 4 区。主治痛证，神经衰弱，高血压病，冠心病，心律失常，失眠多梦等。

（六）耳甲穴位

(1) 口：在耳轮脚下方前 1/3 处，即耳甲 1 区。主治面瘫，口腔炎，胆囊炎，胆石症，戒断综合征，牙周炎，舌炎。

(2) 胃：在耳轮脚消失处，即耳甲 4 区。主治胃炎，胃溃疡，失眠，牙痛，消化不良，恶心呕吐。

(3) 肾：在对耳轮下脚下方后部，即耳甲 10 区。主治腰痛，耳鸣，神经衰弱，水肿，遗尿症，月经不调，遗精，阳痿，五更泻。

(4) 肝：在耳甲艇的后下部，即耳甲 12 区。主治痛证，眩晕，经前期紧张症，月经不调等。

(5) 脾：在 BD 线下方，耳甲腔的后上部，即耳甲 13 区。主治脾胃虚弱，腹胀，腹泻，便秘，食欲不振，功能性子宫出血，白带过多，失眠。

(6) 心：在耳甲腔正中凹陷处，即耳甲 15 区。主治心动过速，心律不齐，心绞痛，无脉症，自汗盗汗，癔病，口舌生疮，心悸怔忡，失眠，健忘。

(7) 肺：在心、气管区周围处，即耳甲 14 区。主治咳喘，胸闷，声音嘶哑，痤疮，皮肤瘙痒，荨麻疹，扁平疣，便秘，戒断综合征，自汗盗汗，鼻炎。

(8) 三焦：在外耳门后下方，肺与内分泌区之间，即耳甲 17 区。主治便秘，腹胀，水肿，耳聋，糖尿病等。

(9) 内分泌：在耳屏切迹内，耳甲腔的前下部，即耳甲 18 区。主治痛经，月经不调，更年期综合征，痤疮，糖尿病。

（七）耳垂穴位

(1) 牙：在耳垂正面前上部，即耳垂 1 区。主治牙痛，牙周炎，低血压。

(2) 颌：在耳垂正面后上部，即耳垂 3 区。主治牙痛，颞颌关节功能紊乱症。

(3) 眼：在耳垂正面中央部，即耳垂 5 区。主治假性近视，目赤肿痛，迎风流泪。

（4）面颊：在耳垂正面，眼区与内耳区之间，即耳垂 5、6 区交界处。主治周围性面瘫，三叉神经痛，痤疮，扁平疣。

（5）内耳：在耳垂正面后中部，即耳垂 6 区。主治耳鸣，听力减退，梅尼埃病。

（八）耳背穴位

（1）耳背心：在耳背上部，即耳背 1 区。主治心悸，失眠，多梦。

（2）耳背肺：在耳背中内部，即耳背 2 区。主治咳喘，皮肤瘙痒。

（3）耳背脾：在耳背中央部，即耳背 3 区。主治胃痛，消化不良，食欲不振，腹胀，腹泻。

（4）耳背肝：在耳背中外部，即耳背 4 区。主治胆囊炎，胆石症，胁痛。

（5）耳背肾：在耳背下部，即耳背 5 区。主治头痛，眩晕，神经衰弱。

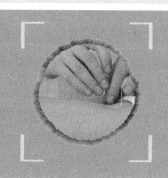

第三章

面瘫中医外治疗法

中医外治法是通过体表施治，以达到调和气血、阴阳平衡的一种治疗方法。它与内治法相对应，强调通过皮肤、穴位等途径直接作用于病变部位或相关经络，从而达到治疗疾病的目的。具有操作简便、副作用小、疗效快等特点，在临床应用中占有重要地位。古代医家在遵循祛风通络、散寒解表的治疗原则上进行辨证论治，总结出治疗面瘫的多种外治法，其中针灸治疗面瘫历史悠久，经过几千年的不断完善进步，积累了丰富经验且疗效肯定，直至当今，针灸仍为治疗面瘫的主要外治法。本章将从针刺疗法、非针刺疗法、特种针具疗法及腧穴特种疗法四个方面，对面瘫中医外治疗法进行全面概述，总结分析 21 种中医外治法的临床应用特点、操作技巧及注意事项等，期望能够为当今临床及科研提供参考借鉴。

第一节　针刺疗法

上海市长宁区天山中医医院(简称天山中医医院)针灸科是国家中医药管理局"十四五"优势专科、上海市中医临床优势专科"面瘫专病"建设单位,上海市第七批非物质文化遗产代表性项目"马氏面瘫疗法"传承基地。针灸科始终坚持中医特色,开展了针刺、艾灸、温针、火罐、三棱针、耳针、头针、芒针、皮内针、火针等传统的针灸技术,并结合现代的电针、穴位注射、微创针刀、穴位贴敷、穴位埋线等多种方法,治疗神经、运动、内分泌等多个系统的常见病和疑难病。尤其在诊治面瘫疾病方面优势明显,团队精于针刺手法,采用针药结合、分期论治、综合施术治疗面瘫。形成治疗面瘫的四项特色技术,分别是面瘫急性期"从少阳论治"的取穴特点、分期刺法技术、中药穴位敷贴疗法、中药熏药疗法,四项特色技术的运用提高了临床疗效。多年来,通过临床带教、进修培养、授课培训等方式,将学科开展的新技术、新项目辐射至上海全市及周边外省市,社会影响力深厚。

编者结合多年的诊治经验,根据周围神经损伤后的修复周期为4～6个月的特点,将面瘫的病程分为急性期(发病7天以内)、恢复期(发病8天至60天)、慢性期(发病61天至4个月)、后遗症期(发病4个月以上)。现将天山中医医院针灸科以针刺疗法为主分期论治面瘫的经验,介绍如下。

一、急性期的针刺治疗

面瘫急性期为风寒或风热之邪乘虚入阳明、少阳两经,风邪袭卫,卫气失充,腠理失密,风邪从卫入络,正邪相持于结络,致气血不畅,瘀留络脉,面部经筋功能失调,筋肉失于约束,出现㖞僻。此期邪气尚未入里,治疗遵循新病浅刺的原则,根据《黄帝内经》半刺"浅内而疾发针,无针良肉,如拔毛状,以取皮毛"。面部选穴宜少,针刺宜浅(病程<5天不刺),手法宜轻。远道取穴强调"从少阳论治",宜强刺激。

[治法]祛风通络。

[取穴]双侧合谷、太冲、中渚、风池(患侧)随证加减。

[针刺手法]少针浅刺、远道取穴,强调"从少阳论治"。

[操作]合谷、中渚、太冲,刺入20～30 mm,行提插、捻转泻法。风池穴宜行"温通针法"。留针20分钟。

[穴解]① 合谷:为手阳明大肠经原穴,有宣通气血、镇静止痛、疏风解表之功。《玉龙歌》载有"头面纵有诸般证,一针合谷效通神"是"经脉所过,主治所及"的体现。② 太冲:为足厥阴肝经原穴。《百症赋》云"太冲泻唇以速愈",其意是用太冲穴治疗面瘫,用泻法,疗效快速。乃因面瘫得自外风,风邪入络导致面部经筋失养,筋肌纵缓不收之机理,而肝主筋,故运用肝之原穴太冲调肝经经气,养经筋。从经脉循行而论,肝经"从目系,下颊里,环唇内",其在面瘫病位上循经取穴,亦不亚于阳明经穴之作用。以五行而论,阳明属土,厥阴为木,木旺克土,阳明脉络空虚,自当防厥阴肝气过旺;且本病由外风乘虚而入,以本虚标实立论,扶土可抑木,抑木方可扶土。③ 中渚:为手少阳三焦所注之输穴,输穴为脏腑经络之气输注之所在,脏腑经络发生病变会相应地反映到输穴上来,输穴也可以治疗相应的疾患,故针刺中渚穴可通调三焦之经气。《难经·六十八难》:"输主体重节痛"。《灵枢·顺气一日四时》云:"病时间时甚者取之输"。此即说明,经气痹阻,不通而痛,针刺本经输穴可通经络之气。而现代医学证明,面瘫急性期面神经水肿伴耳后疼痛症状,针刺中渚穴可起消肿、止痛的双重功效,此是面瘫急性期"从少阳论治"的依据。④ 风池:出自《灵枢·热病》,别名热府,属足少阳胆经,为手、足少阳、阳维之会,主表。风为百病之长,风为阳邪,上受在头,阳邪侵袭阳经,因此选取风池以疏风散邪为主,无论风寒风热均可取之。

附:"温通针法"操作方法及特点

"温通针法"手法操作为左手拇指或食指切按穴位,右手持针将针刺入穴内,左手逐渐加重压力,候其气至,右手拇指用力向前捻按 3 次或 9 次,候针下沉紧,针尖拉着有感应的部位重插轻提 3 次或 9 次,拇指再向前连续捻按 3 次或 9 次,针尖顶着有感应的部位向病所推弩,同时左手押手施以关闭手法并向病所推弩,以促使针感传至病所,缓慢将针拔出,按压针孔。"温通针法"突出"温"和"通","温"以振奋阳气,化痰浊,祛阴邪;"通"以疏通经络,运行气血。温通相合,以"通"为主,最终达到温通、宣散的目的。

二、恢复期的针刺治疗

面瘫恢复期风邪已不伏于卫表,邪气渐深入经,致经筋功能失调,面部肌肉弛纵不用。此期病位主要在面部经筋,《素问·调经论》:"病在经,调之筋"。经筋病常用近部取穴法,遵循从"阳明论治,透刺调筋"法,面部透刺可充分疏通面部筋肉,以推动经气祛邪外出。

[治法] 疏调经筋。

[取穴] 患侧阳白透攒竹、阳白透鱼腰、阳白透丝竹空、四白透巨髎、上迎香透迎香、地仓透颊车、口禾髎透颊车、承浆透夹承浆、翳风、颧髎,循经远道取双侧合谷、太冲。

[配穴] 风寒证配风池、列缺;风热证配外关、曲池;气血不足配足三里、气海。人中沟歪斜配水沟;鼻唇沟浅配迎香;颏唇沟歪斜配承浆;舌麻、味觉减退配廉泉;流泪配承泣;听觉过敏配听宫、中渚。

[针刺手法] 透刺调筋。

[操作] 局部常规消毒后,面部透刺时针尖与皮肤成 15°刺入所选穴位,在肌层用平刺的手法进行透刺,刺入 20～30 mm。翳风、颧髎直刺 10～15 mm。近端穴位行平补平泻手法,远端穴位合谷、太冲行提插、捻转泻法,风池穴行"温通针法"。留针 20 分钟。

[穴解] ① 阳白:属于足少阳胆经,足少阳、阳维脉之会。位于前额,近于眼部,具有清头明目、祛风泻热之功效。解剖位置来说,阳白穴位于枕额肌额腹,额肌主要负责眉毛的抬起和额部的皱褶形成,受面神经颞支支配。阳白分别向攒竹、鱼腰、丝竹空方向透刺,刺激额肌运动点,适宜面

瘫抬眉困难者。② 四白透巨髎：四白属于足阳明胃经，足阳明之经别"还系目系"，足阳明之经筋"为目下纲"，本穴正处目下，故治眼病；巨髎位于目下、鼻旁之面部，为足阳明、阳跷脉交会穴，阳跷脉"司目之开阖"，故可治疗目、鼻、面部病证。解剖位置来说，四白穴位于眼轮匝肌、提上唇肌，由面神经的颞支、颧支和颊支支配；巨髎穴位于提上唇肌、提口角肌，由面神经颊支支配。③ 上迎香透迎香：上迎香别名鼻通，属经外奇穴；迎香属手阳明大肠经，为手、足阳明经之交会穴，是治疗面部疾病的主穴。解剖位置来说，上迎香取穴位置在提上唇肌鼻翼肌，迎香位置在提上唇肌，均受面神经颊支支配。以透刺法同时刺激以上两穴，可以刺激鼻肌运动点。④ 地仓透颊车：地仓、颊车同属足阳明胃经，位于面部口旁。足阳明胃经循面颊，入上齿，挟口，过上下关，足阳明经筋又布于面部，故两穴为治疗面、口疾病之主穴。解剖位置来说，地仓取穴位置位于口轮匝肌，深层处分布有颊肌，由面神经颊支支配；颊车取穴位置在咬肌，由面神经分支及咬肌神经共同支配。⑤ 口禾髎透颊车：口禾髎属手阳明大肠经。解剖位置来说，该穴位置在口轮匝肌，由面神经的颊支和下颌缘支支配。地仓与口禾髎向颊车方向透刺，刺激的是口轮匝肌运用点。⑥ 承浆透夹承浆：承浆属任脉，手足阳明、督脉、任脉之交会穴。夹承浆为经外奇穴，又名下地仓。解剖位置来说，承浆与夹承浆穴取穴位置均在口轮匝肌、降下唇肌、颏肌，口轮匝肌由面神经的颊支和下颌缘支支配。降下唇肌和颏肌受面神经下颌缘支支配。⑦ 翳风：属手少阳三焦经，为手、足少阳经之交会穴。翳者，蔽也，该穴善祛风邪。解剖位置来说，翳风穴深层为面神经干从茎乳突传出处。⑧ 颧髎：属手太阳小肠经，为手少阳、手太阳经之交会穴。解剖位置来说，颧髎取穴位置位于面神经颧支支配的颧肌。以透刺法刺激以上诸穴，可以有效改善面部血液循环，减轻面神经水肿，促进面神经功能的恢复。

附：医案（面瘫急性期至恢复期）

李某，女，45岁。2024年7月8日初诊。

主诉：左侧口眼㖞斜2天。

现病史：患者长期熬夜，2天前吹空调冷风后出现左侧面部活动不利,闭眼不能,口角歪斜,伴左耳后疼痛,无听觉过敏,无舌麻,无味觉改变,耳内无疱疹,于外院门诊求治,服用醋酸泼尼松、化风丹、肌注腺苷钴胺等药物后,无明显好转,遂今至上海市长宁区天山中医医院针灸科就诊。病程中无听力下降,无头晕头痛,无肢体活动不利,无四肢迟缓性瘫痪及套样感觉障碍,无复视,颌下淋巴结无肿大。刻下症:不能抬眉,左眼闭目露睛约 0.3 cm,左侧鼻唇沟消失,左侧鼓腮漏气,左耳后疼痛,神疲体倦,舌淡红,苔薄白,脉弦。

既往史:否认高血压、糖尿病病史。否认烟酒史。否认面瘫史。

专科检查:神志清楚,言语流利,左侧额纹消失,Bell 征(+),瞬目运动(+),眼睑震颤现象(+),耳后压痛(+),耳部及颜面部无疱疹及破溃,左侧鼻唇沟变浅,口角向右侧歪斜,斜卵圆口征(+),H-B 分级Ⅴ级,伸舌居中。

中医诊断:口僻(风寒袭络)。

西医诊断:贝尔麻痹。

辨证分析:患者长期熬夜后脉络空虚,风寒之邪乘虚袭于阳明、少阳经络,经络阻滞不通,经筋失养,筋肉纵缓不收,则见闭眼不能、口角歪斜。舌淡红、苔薄白,脉弦。四诊合参,属面瘫风寒袭络之证。

治则:祛风通络,疏调经筋。

治法:选取中药熏蒸、针刺、艾灸、穴位敷贴外治疗法。

(1)中药熏蒸治疗:取患侧翳风穴。外用面瘫熏蒸方(羌活 15 g,防风 15 g,当归 15 g,伸筋草 15 g,桂枝 9 g,麻黄 6 g,川芎 15 g,地龙 9 g,延胡索 9 g),按本院常规方式煎煮,外用。熏蒸时间:每次 20 分钟。隔天 1次,每周 3 次。熏蒸后行针刺治疗。

(2)针刺治疗:患者处于面瘫急性期伴耳后疼痛,针刺治疗"从少阳论治"。取穴:双侧中渚、合谷、太冲、风池等。面部不针刺;远道取穴以强刺激捻转泻法,风池穴行温通针法,每次留针 20 分钟。隔天治疗,每周 3 次。

(3)艾灸:取穴翳风(患侧),足三里(双侧交替)。隔天 1 次,每周 3 次。

(4)穴位敷贴治疗:用马钱子 1 号方。取穴:翳风、牵正、太阳,可酌情加选阳白、地仓、夹承浆等患侧穴位。每周敷贴治疗 3 次,同针刺频率。嘱患者穴位敷贴时间不超过 24 小时。如敷贴期间发生皮肤瘙痒、红疹等不适及时揭下。

2024 年 7 月 15 日二诊:治疗 1 周后,患者耳后疼痛症状明显好转,针刺手法改为透刺调筋,取穴:阳白向鱼腰、攒竹、丝竹空透刺,攒竹透鱼腰,四白透巨髎,上迎香透迎香,地仓、口禾髎向颊车方向透刺,承浆透夹承浆,颧髎直刺,循经远道取穴合谷(健侧)、中渚(患侧)、太冲(患侧)、风池(患侧),针刺深度 20～30 mm,平补平泻手法;病程＞10 天后酌情加用电针治疗,连接电极循面神经周围段分支刺激,连续波与疏密波交替进行,每次留针 20 分钟;穴位敷贴治疗用马钱子 2 号方;在面部加用闪罐治疗。以上治疗隔天一次,每周 3 次。同时指导患者进行正确的抬眉、闭眼、耸鼻、鼓腮、努嘴、露齿等面部表情动作的锻炼,促进面部肌肉力量的恢复。

2024 年 7 月 22 日三诊:患者额纹渐显,眼睑开合逐渐好转,Bell 征(一),左鼻唇沟渐深,H-B 分级Ⅲ级,纳寐可,二便调,舌淡红,苔薄白,脉弦。针刺方案同二诊方案。

2024 年 7 月 29 日四诊:患者自初诊至今已治疗 3 周,现左侧表情少许不自然,余症缓解。前方续治 1 周痊愈,H-B 分级Ⅰ级。随访至今未再复发。嘱注重日常调护,避风寒。

三、慢性期的针刺治疗

面瘫慢性期,病证多虚中挟实,遵循"少阳阳明并治"。面部穴位宜平刺透刺,刺激不宜过大;远端穴位用补法,来激发经脉,调理气血,固护正气。

[治法] 补益气血,疏调经筋。

[取穴] 翳风、牵正、阳白透鱼腰、攒竹透鱼腰、太阳、地仓透颊车、颧髎、口禾髎透颊车、承浆透夹承浆,循经远道取足三里、三阴交、血海。配穴随证加减。

[针刺手法] 平刺透刺。

[操作] 刺入 20～40 mm,面部穴位宜平刺透刺,远端穴位行提插补法,留针 20 分钟。

　　[穴解]①足三里：属于足阳明胃经，五输穴之合穴，胃腑之下合穴。足阳明经属胃络脾，脾胃为气血生化之源，阳明经多气多血，故本穴可补益气血，治疗气血亏虚引起的各种虚证。②三阴交：属于足太阴脾经，足太阴、少阴、厥阴经之会。足太阴经属脾络胃，上注于心，本穴为肝、脾、肾三条阴经的交会穴，故可治肝、脾、心、肾的病变；"治风先治血，血行风自灭"，取本穴既可活血祛风，又可健脾益气。③血海：属于足太阴脾经，"血海"义为血之归聚处，具有调血的作用。现代研究针刺血海后，对凝血酶原时间、红细胞计数、凝血时间变化有非常显著性差异。同时观察患者甲皱微循环变化，发现管袢清晰度增高，管袢长度增加，管袢输入、输出端口径比均有显著变化。

附：医案（面瘫慢性期）

　　赵某，女，38岁。2024年5月20日初诊。

　　主诉：右侧口眼㖞斜2个月。

　　现病史：患者近半年频繁外出旅游，舟车劳顿，2个月前出现右耳部剧烈疼痛，在耳郭及外耳道发现疱疹，随后出现右侧面部活动不利，闭眼不能，右侧抬眉困难，口角向左侧歪斜，漱口时右侧漏水，自诉发病刻下听力有所下降，并伴有轻度眩晕感，味觉改变，泪少，无恶心呕吐，于外院门诊求治，MRI显示右侧面神经膝状神经节附近炎症改变，予醋酸泼尼松口服以减轻神经炎症和水肿、阿昔洛韦抗病毒，维生素 B_1、钾钴胺片营养神经，病情未见好转。

　　既往史：否认高血压、糖尿病病史，无面瘫史。曾于童年时期患水痘，痊愈后未再复发。否认过敏史。

　　专科检查：神情倦怠，面色淡白，气短懒言，右侧额纹消失，右侧眼裂变大，闭目露睛约0.4 cm，贝尔征（＋），瞬目运动（＋），耳后压痛（－），右耳部疱疹已愈合，有轻微色素沉着点，右侧鼻唇沟消失，口角向左侧歪斜，斜卵圆口征（＋），H-B分级Ⅴ级，伸舌居中。舌淡舌体胖大有齿痕，苔薄白，脉细。

　　中医诊断：口僻（气血不足）。

　　西医诊断：拉姆齐-亨特综合征。

辨证分析:患者劳作过度,机体正气不足,复感时疫病邪,乘虚袭于阳明、少阳经络,气血虚弱,筋失所养,筋肉纵缓不收,则见口眼㖞斜。日久不愈,兼见倦怠乏力,气短懒言,面色淡白,头晕,舌淡舌体胖大有齿痕,苔薄白,脉细。四诊合参,属面瘫气血不足之证。

治则:温经养血,健脾益气,疏调经筋。

治法:选取针刺、艾灸、穴位注射、梅花针叩刺外治疗法,配合口服中药。

(1)针刺治疗:患者处于面瘫慢性期,针刺手法平刺透刺。取穴翳风、牵正、阳白透鱼腰、攒竹透鱼腰、太阳、地仓透颊车、颧髎、口禾髎透颊车、承浆透夹承浆,循经远道取足三里、血海、三阴交。面部穴位宜平刺透刺,远端穴位行提插补法,留针 20 分钟。隔天治疗,每周 3 次。

(2)艾灸:双侧足三里、血海、三阴交温针灸;患侧颜面选取 2～3 个穴位隔姜灸;隔天 1 次,每周 3 次。

(3)穴位注射:腺苷钴胺 1.5 mg+注射用水 2 mL,选 2～4 个腧穴为宜,主穴合谷、翳风、颊车、地仓,配穴随症加减。

(4)梅花针叩刺:用较轻腕力循面部足阳明经、足少阳经进行叩刺,面部皮肤略潮红,患者无疼痛感为度。隔周一次与穴位注射交替治疗。

(5)口服中草药:补阳还五汤和牵正散加减,补气活血通经络。

2024 年 6 月 21 日二诊:初诊方案治疗 4 周,患者病情较前好转,额纹渐显,闭目露睛约 0.1 cm,贝尔征(一),右鼻唇沟渐深,H－B 分级Ⅳ级,纳可,寐安,大便略溏,舌淡、苔薄白,脉细沉。选取气海、关元,行捻转补法,留针 20 分钟。其余治疗同初诊方案。

2024 年 7 月 20 日三诊:经多种中医外治疗法综合施治后患者症状显效,现右侧抬眉少许无力,轻闭眼可,贝尔征(一),斜卵圆口征(＋),H－B 分级Ⅱ级,舌淡红苔薄白,脉沉较前有力。停服中药,在初诊方案的基础上加用皮内针,用一次性无菌揿针,选择患侧阳白、承浆、夹承浆穴进行埋针刺激,每周 3 次。治疗 2 周后患者面部已无明显异态。嘱患者忌食辛辣食物,均衡饮食,畅情志,劳逸适度。

四、后遗症期的针刺治疗

面瘫后遗症期久治不愈,面部经络痹阻,气血运行不利,肌肉筋脉失于濡养,致面肌拘急出现联带运动,属中医学"瘛疭"范畴。《张氏医通·瘛疭》曰"瘛者,筋脉拘急也;疭者,脉弛纵也,俗谓之抽"。此期治疗重在柔筋解痉,针刺宜浅,在分肉之间而不伤肌肉。"善用针者,从阴引阳,从阳引阴,以右治左,以左治右"。缪刺法"左病取右,右病取左",起到沟通机体气机,达到气血相通,气机调和的作用。故此期针刺,实施缪刺法,应在患侧面部和健侧同时对称取穴,选穴与瘫痪肌肉联带或痉挛的部位对应。如眼轮匝肌痉挛取太阳、睛明;面颊痉挛取四白;口轮匝肌痉挛取地仓、口禾髎。

[治法] 养血柔筋,调和气机。

[取穴] 阳白、攒竹、太阳、口禾髎、地仓、承浆、夹承浆、风池、足三里、血海、三阴交、阳陵泉、足临泣,配穴随证加减。

[针刺手法] 缪刺。

[操作] 刺入 20～30 mm,面部患侧与健侧宜同时取穴,足三里、血海、三阴交宜用提插补法。足临泣、阳陵泉采用捻转泻法,留针 20 分钟。

[穴解] ① 阳陵泉:属于足少阳胆经,五输穴之合穴,胆腑之下合穴,八会穴之筋会。"合治内腑",且本穴为八会穴之"筋会",故本穴具有疏肝利胆,舒筋活络之功。② 足临泣:属于足少阳胆经,五输穴之输穴,八脉交会穴通带脉。本穴为胆经的输穴,"荥输治外经",故用于治疗肝胆风热上扰所致头面五官病及经脉循行所过部位的疾病,具有疏调肝胆气机之功。

附:医案(面瘫后遗症期)

张某,男,56 岁。2023 年 5 月 15 日初诊。

主诉:左侧口眼㖞斜 5 个月。

现病史:患者 2022 年 12 月 13 日车祸后,左侧头部着地,当即昏迷,送医后诊断为"左侧颞骨骨折、颅脑外伤"。伤后第 2 天,自觉左侧面部麻木,逐渐出现左侧口角歪斜、左眼闭合不全、鼓腮漏气等症状。伤后 1 周,症状逐渐加重,左眼流泪减少,口角歪斜明显,影响进食和言语,左耳听力下降。颞骨高分辨率 CT 显示左侧颞骨骨折,骨折线累及面神经管,面神经膝状神经节区域结构模糊。外院行"左侧面神经减压术",术后面瘫好转不明显,于 2023 年 5 月 15 日就诊我科。既往否认高血压、糖尿病等慢性疾病史,无药物过敏史。

专科检查:神清语利,左侧额纹消失,左眼闭目露睛约 0.2 cm,贝尔征(+),瞬目运动(+),耳后压痛(一),左侧鼻唇沟加深,口角向右侧歪斜,斜卵圆口征(+),鳄鱼泪征(+),口眼联带征(+),人中倒错(+),H-B 分级Ⅴ级,伸舌居中。舌暗苔薄脉涩。

中医诊断:口僻(瘀血阻络)。

西医诊断:左侧颞骨骨折,左侧外伤性周围性面神经麻痹。

辨证分析:跌仆损伤致耳后损伤,血瘀脉外,痹阻气血,经脉不通,面络瘀阻,面部经筋失于濡养则见闭眼不能、口喎。舌暗苔薄脉涩。四诊合参,属面瘫瘀血阻络之证。

治则:祛瘀通络,养血柔筋。

治法:选取针刺、走罐、放血、小针刀、耳穴针刺外治疗法。

(1)针刺治疗:患者处于面瘫后遗症期,针刺采用缪刺法。取穴阳白、攒竹、太阳、四白、口禾髎、地仓、承浆、夹承浆、风池、牵正、足三里、血海、三阴交、阳陵泉、足临泣,面部患侧与健侧同时取穴;足三里、血海、三阴交用提插补法;足临泣、阳陵泉用捻转泻法。留针 20 分钟,隔天治疗,每周 3 次。

(2)走罐:选择罐口平滑厚实的小号玻璃罐,先在罐口涂一层润滑油,将罐轻轻吸上患侧颜面额部,手握罐底,从攒竹穴上方沿眉弓行至太阳,再从承泣至地仓,地仓至下关方向慢慢向前推动,至皮肤潮红为止。隔天治疗,每周 3 次。

(3)颊内与面部放血交替进行:颊内放血,嘱患者用生理盐水漱口,先用碘伏在口腔内颊部上下颌之间的黏膜处进行消毒后,医者持一次性三棱针在口腔内颊黏膜处点刺 3 下,深度达到黏膜之下,嘱患者吮吸至创口处血液流尽,后以生理盐水漱口数次。面部放血,患者平卧位,常规消毒面部患侧穴位(主要在颧髎、颊车、四白,面口角周围、太阳穴等选取),每次选取 2 处,用一次性三棱针在所选穴位处迅速点刺,深度为看到出血点为度,再使用已消毒的塑料抽气罐加速血液流出,用消毒棉球擦净面部血迹,并用医用碘伏再次进行消毒。一周颊内放血治疗一次,一周面部放血治疗一次,隔周交替进行。

(4) 小针刀:患者取仰卧位,医者分别在攒竹穴、阳白穴附近、四白穴附近、颧髎穴、地仓穴、夹承浆穴附近触摸硬结,并用标记笔标记。常规消毒后铺无菌洞巾,戴无菌手套,取Ⅰ型 4 号针刀,刀口线与重要的神经、血管、肌纤维走行一致,遵循"一快三慢"原则,进入后缓慢进针刀,待患者有酸胀感时行纵行疏通横向剥离,遇到硬结行切割手法,待刀下有松动感时出针刀,并按压数分钟。每次选 2 个部位,治疗完成后再次消毒,嘱患者 24 小时内针眼处不沾水。上述治疗 1 周治疗 1 次,3 次为一个疗程。间隔 2 周,再行下一疗法的治疗。

(5) 耳穴针刺:取面颊、额、眼、口、肝、皮质下穴,局部常规消毒,速刺进针,用震颤法行针,一般留针 20 分钟,可间歇行针 1～2 次。治疗频次同针刺。

2023 年 7 月 15 日复诊:以上方案治疗 8 周,患者自觉左侧面部紧绷感明显减轻,左眼闭合逐渐恢复,贝尔征(－),斜卵圆口征(＋),鳄鱼泪征(＋),口眼联带征(＋),人中倒错(＋),H－B 分级Ⅳ级。告知预后不良,指导患者进行规范的表情肌训练,破坏联带运动(如通过缩唇的同时嘱患者放松眼裂或者张大眼裂来引导患侧口眼之间的分离运动)。

五、注意事项

针刺治疗面瘫除在常规针刺操作需要注意的一些问题基础上,还应注意以下几个问题。

(1) 深度和角度控制:根据穴位位置及病情选择合适的进针深度和角度。避免过深损伤重要组织,过浅影响疗效。

(2) 手法选择:根据不同穴位和病情选择合适的手法,如提插、捻转等。手法应轻柔、有力,避免暴力操作。

（3）防止误伤：熟悉面部穴位及邻近解剖结构，避免误伤血管、神经等重要组织。留意患者的反应，如有疼痛、麻木、触电等异常感觉应立即停止操作。

（4）规范使用电针：电针是治疗贝尔面瘫常用的方法。研究表明短暂低频电刺激后，运动神经元轴突进入修复位点的数量增加，运动神经元的再生能力提高。电刺激使神经元环磷酸腺苷表达增加，反过来促进神经营养因子和其他生长相关基因的表达，这可能是电刺激促进神经再生的分子机制之一。电针刺激选取的穴位，编者认为需结合面神经周围段分支及表情肌运动点相对应的位置，如阳白与攒竹（颞支、额肌运动点）、四白与上迎香（颧支、鼻肌运动点）、口禾髎与地仓（颊支、口轮匝肌运动点）、承浆与夹承浆（下颌缘支、下唇方肌运动点）。分组连接电针，分别刺激到面神经周围段分支肌肉运动点，以看到患侧面部肌群随电刺激而分别产生轻微的抬眉、皱鼻及口唇收缩和放松等被动表情动作，不仅提高了运动神经元的再生能力，还能够预防失神经支配的运动终板退变及面肌萎缩。

（5）治疗周期：根据患者具体病情，制定合理的治疗周期和随访时间安排。一般情况下，每周进行 2～3 次针刺治疗，连续治疗数周至数月。治疗结束后，定期随访患者，了解恢复情况，必要时进行后续治疗。

六、临床研究

（一）针刺治疗面瘫机制研究

目前，西医学关于针刺治疗面瘫在机制领域的研究，常见于以下几方面的探讨。

1. 增强大脑皮层功能区的连接性

研究发现针刺能提高患者同侧大脑面部初级感觉皮层与初级运动皮层、额上回和额中回的运动前区的连接性。研究显示一侧前扣带皮质与同侧初级运动皮层、运动辅助区、前运动区以及双侧的初级感觉皮层、背外侧前额叶皮质的功能连接增强，且与时间呈正相关，这些区域与面部表情肌的运动和控制相关。针刺可以通过加强大脑初级感觉皮层、大脑初级运动皮层与相关大脑皮层功能区之间的功能连接,进而发挥临床疗效。

2. 调节脑功能重组

通过对比针刺前后面瘫患者的大脑运动皮层面区和手区的功能重组情况,结果显示面区扩大范围较手区明显,且两区交叉区范围扩大,提示针刺可以通过弱化手区功能进而促进面区的功能恢复。针刺能激活大脑的躯体感觉皮层、运动皮层、听觉皮层、前额叶皮层等区域来调节重组的脑功能,通过调控运动皮层的手区与面区功能来促进患者恢复。

3. 增强神经营养因子的表达水平

神经营养因子是面神经再生微环境必需因子,在周围性面神经损伤时提供营养支持,可以延缓或逆转神经损伤病变。主要包括神经生长因子(NGF)、脑源性神经营养因子(BDNF)、神经营养因子-3(NT-3)等物质。通过实验研究提示针刺可以通过增强神经营养因子-3以及神经生长因子的表达,对运动纤维为主的面神经损伤再生具有修复和支持作用,进而促进面神经的恢复。

4. 提高神经细胞黏附分子的表达水平

神经细胞黏附分子具有促进细胞之间黏附、神经元生长、神经迁移、突触分化和增加可塑性及大脑发育的作用,同时还参与死亡细胞的清除,为轴突的新生提供条件。有研究显示针刺干预能显著提高上皮型钙黏素、胎盘型钙黏素和神经型钙黏素等神经细胞黏附分子的表达水平,延长神经型钙黏素表达峰值的持续时间,增强神经细胞和胶质细胞的黏附能力、协助神经功能的恢复,从而促进面瘫患者的受损神经再生。

5. 改善微循环

有研究显示面神经损伤会伴发微循环障碍,具体表现为患侧血流灌注随着面神经损伤程度加深而减少。面瘫患者的血液黏度、血流障碍会增大。针刺可以通过调节血流量、血流动力学参数、血管内皮生长因子的表达,促进血管的再生,为神经细胞提供营养物质,进而促进面神经修复。

6. 促进面神经恢复

有研究表明面神经损伤模型中,会出现神经水肿伴有不同程度的脱髓鞘改变。而针刺作为干预手段之一,能通过改善面神经形态学,修复面神经功能。电镜观察发现电针组的髓鞘结构正常且完整地包裹在轴突周围。分别用电针、手针治疗面神经损伤模型研究,结果显示两组轴突和髓鞘均有不同程度改善。由此可知,针刺可以通过改善神经髓鞘结构来促进面神经形态恢复,且电针效果更显著。同时,针刺还可以通过改善面肌功能运动、面神经电生理,促进面肌肌力的恢复来促进面神经功能的恢复。

(二) 近年已公开发表的面瘫分期治疗方案

1. 张闻东教授的方案

张闻东教授,第六批全国老中医专家学术经验继承工作指导老师,安徽省名老中医,首届江淮名医,从事临床诊疗 30 余年,对针灸治疗周围性面瘫各期有独特的思维和临床经验。

(1) 急性期(发病 10 天内):毫火针半刺祛邪

治疗上使用毫火针半刺,避免了传统火针的针身粗大易留疤的缺点,减轻了患者的心理恐惧。

选穴:患侧太阳、丝竹空、鱼腰、攒竹、下关、颧髎、迎香、颊车、地仓、承浆。

操作:患者取坐位,常规消毒,取 0.25 mm×40 mm 规格的毫针,手持毫针将针尖烧至通红,快速垂直下针。针刺要点,浅刺疾出。每周 3 次。

(2) 恢复期(发病 10 天至 3 个月):络刺井穴结合缪刺活血

络刺井穴以祛瘀通络,通调脏腑、经络之气。采用三棱针点刺手足阳明经井穴以祛瘀通络。缪刺取从阴引阳,从阳引阴之义,交经缪刺,左有病而右取。

选穴:双侧攒竹、鱼腰、丝竹空、太阳、颧髎、颊车、迎香、地仓、下关、厉兑(患)、商阳(患)。

操作:双侧面部同时取穴;厉兑、商阳三棱针点刺出血。每周 3 次。

(3) 后遗症期(发病 3 个月后):经筋排刺扶正

选穴:面部阳明经筋循行处,双侧足三里、合谷穴。

操作:患者取卧位,暴露面部阳明经经筋循行处,取 0.25 mm×

40 mm 规格的毫针,每隔 0.5 寸进针,排成三列;双侧足三里、合谷行补法。每周 3 次。

2. 杜元灏教授的方案

杜元灏教授是天津市滨海学者,从事针灸临床、科研及教学工作 30 余年,善于将针灸学与神经解剖、生理病理交叉融合,形成了独特的治疗思想。治疗面瘫创新性地提出三期两治原则。

杜元灏教授认为面瘫急性期多为劳累过度后风寒邪气初中入络,邪未入里,而正邪相持于经络,风寒之邪凝滞筋周络脉,络脉瘀阻,致面肌失用,此期治以通络消肿、散邪活血。杜元灏将静止期和恢复期统称为非急性期,认为此时外邪已祛或邪气渐进入筋,致经络不通,从而面部肌肉弛纵失用,此期治以顺气养血、舒筋调经。

(1) 急性期(发病 7～10 天):多措并举,散邪通络消肿

予针刺星状神经节以调节神经,并驱邪外出;针刺迷走神经耳支以抗炎通络消肿;针刺听宫穴以促进循环,通经活络;翳风穴放血以消肿减压,去瘀生新,兼以驱邪。

主穴:患侧听宫、翳风、星状神经节和双侧耳甲艇。配穴:双侧风池、合谷。

操作方法:患者取坐位,直刺患侧听宫和双侧风池,听宫与同侧风池接一组电针,波型为疏密波;直刺双侧耳甲艇 0.3 寸、双侧合谷 0.5～1 寸,平补平泻,留针 30 分钟。起针后点刺患侧星状神经节,嘱患者仰头正坐位,术者左手中指与食指将颈动脉推向外侧与气管分离,于正中线旁开 1.5 寸,右胸锁关节上方 2.5 cm 处进针,向脊柱方向直刺约 12 mm,行雀啄手法至患者咽部刺麻感明显时即出针。嘱患者侧卧位,取患侧翳风点刺放血,局部拔罐至出 3～5 mL,5 分钟后起罐并清洁、消毒施术部位。针刺每天治疗 1 次,放血隔天治疗 1 次。

(2) 非急性期(发病＞10 天):宗旨明晰,舒筋顺气调经

刺激表情肌:多选取足阳明经和太阳经穴位。上组表情肌刺激点为:额肌(阳白、鱼腰、眉冲)及眼轮匝肌(睛明、攒竹、承泣、四白);下组表情肌刺激点为:口轮匝肌(地仓)、上唇提肌(迎香、四白、巨髎)、颧肌(颧髎)、颊

肌(颊里)、鼻肌(上迎香)、咬肌(颊车)、颏肌(承浆)。

刺激面神经：多选取面神经干刺激点(完骨、翳风)及相关面神经分支刺激点：颞支(丝竹空、太阳、攒竹、下关)、颧支(四白、颧髎)、颊支(牵正、地仓、巨髎)及下颌缘支(牵正、颊车、地仓)。根据患者受损的部位不同，选取不同的刺激点。此期还应加用电针治疗，连接电极循肌肉走行，选用疏波或疏密波。此外，在面部加用闪罐治疗，可改善表情肌循环，保护肌容量，同时鼓励患者做面肌体操(努嘴、耸鼻、鼓腮、抬眉、闭眼等)，加快面肌恢复。

3. 张庆萍教授的方案

张庆萍教授是安徽省名老中医，从事针灸临床、科研、教学工作 40 余年，擅长运用针灸治疗神经系统疑难杂症。

张庆萍教授认为面瘫的发生与发展，是邪正相争过程。本病总责足阳明及手三阳经脉、经筋失养，外感风寒，邪正相攻，荣卫失和，治疗时应细审邪正态势，详辨邪正盛衰，攻补有序，针刺有度。急性期邪气占主导地位，应以祛邪为主，扶正为辅；恢复期邪气渐入筋，正气已衰，应扶正祛邪并重；后遗症期邪气已去八九，以正气不足为主，治疗当以扶正固本，以平为期。

(1) 急性期(发病 1～10 天)：祛邪辅扶正

浅刺风池、翳风、地仓、颊车、牵正等穴。

(2) 恢复期(发病 10 天至 3 个月)：善用透刺、扶正祛邪并重

针对额纹不起及上眼睑闭合无力患者，取阳白透刺攒竹、鱼腰、丝竹空穴(阳白透刺 3 穴)；口角歪斜、面部板滞采用四白、颊车、颧髎穴透地仓穴(3 穴透刺地仓)；水沟、合谷平补平泻；温针灸牵正、足三里。

(3) 后遗症期(发病 3 个月以后)：巧用麦粒灸

除针刺面部及四肢远端腧穴外，麦粒灸中渚、养老、曲池穴。操作：嘱患者取坐位，将左上肢肘关节屈曲成 90°，手掌自然伸直，掌面朝下。烫伤油分别涂敷患侧上肢中渚、养老、曲池穴，按距离心脏远近先后施灸。待每壮纺锤形艾炷(直径 3～4 mm、长 5～6 mm)将燃尽或患者自觉施灸处疼痛时，用镊子将其移走，每穴施灸 15 壮，共治疗约 20 分钟。隔天 1 次。

4. 梁繁荣教授的方案

梁繁荣教授，国家中医药传承与创新领军人才（岐黄学者），四川省十大名中医，从事针灸科研、教学、临床 40 余载。

梁繁荣教授将面瘫的治疗分为急性发作期、恢复期、后遗症期。急性发作期治疗以疏散经筋外感之邪，驱邪外出为主；恢复期以益气养血，疏调经筋为主；后遗症期指患者出现联带运动、痉挛、倒错等表现，治疗以滋阴养血、舒经柔筋、解筋散结为主。

（1）急性期（发病 1 周）：经筋浅刺，艾灸刺血并用

取患侧四白、地仓、阳白、颊车、下关、双侧合谷，风寒袭络配风池、肺俞，外感风热配风池、大椎、曲池，气血亏虚配足三里、三阴交等穴。面部穴位，使用 0.25 mm×25 mm 一次性无菌针行浅刺法，直立浅刺刺入 0.2～0.3 寸，捻转，平补平泻法；外感风寒、风热相关配穴施以提插、捻转泻法；气血亏虚型配穴施以提插、捻转补法。

对于面瘫初起外感风寒之证伴耳后疼痛者配合悬灸完骨，以热感向耳部、面部传导为宜，以温经散寒止痛；对于外感风热之证伴耳后疼痛者在完骨附近最疼点用三棱针点刺或梅花针叩刺，拔罐放血少许，使热邪外泄以清热通经止痛；对于体质虚弱的面瘫患者，视患者情况早期联合悬灸关元、气海、足三里，以及督脉灸，1 次/周，以益气温阳。

（2）恢复期（发病 2～12 周）：经筋透刺，热敏灸、中药并用

遵循经筋病“以痛为输”局部取穴的治疗原则。根据太阳、阳明经筋循行路线，采用透刺方法，面部透刺时针尖与皮肤成 15°。抬额困难者用阳白“三透”，即一穴三针，由阳白分别向攒竹、鱼腰、丝竹空方向透刺；下眼睑不能上提导致眼睑不能闭合者用四白“两透”，即四白分别向目内眦、目外眦透刺；口角活动受限者用地仓“两透”，即由地仓分别向颊车、迎香方向透刺；面颊活动受限用下关透颊车。在以上透刺基础上配合翳风、完骨、风池、合谷、足三里、三阴交等穴，采用直刺法，进针 0.5～1 寸，并根据辨证施以提插、捻转补泻手法，各穴均留针 30 分钟。恢复较慢的面瘫患者，配合热敏灸。面瘫患者的热敏点多出现在完骨或牵正穴附近，探得热敏点后在此施灸，使灸感向面部扩热、透热以增强疗效，每次灸至热敏现

象消退。恢复期可配合中药口服治疗,以牵正散为基础方,根据辨证随证加减,气血不足者配以黄芪、当归、首乌藤、鸡血藤、丝瓜络等益气活血、舒筋通络之品;对于恢复较慢且出现焦虑抑郁情绪的患者,佐以柴胡、白芍、酸枣仁、合欢花等疏肝解郁安神之品。

(3)后遗症期(发病12～16周):经筋浮刺,配合刃针经筋结点松解

此期治疗重在揉筋解痉,针刺宜浅,在分肉之间而不伤肌肉,针灸多采用经筋浮刺法。浮刺法是将针斜进,刺激浅层,调和营卫,疏通经络以治疗肌肉挛急等疾病,临床多选用0.30 mm×30 mm一次性针具,沿太阳经筋印堂至太阳,阳明经筋地仓至颊车、四白至下关间行经筋排刺,每隔0.5寸1针,行浮刺。同时配合合谷、阳陵泉、血海、三阴交等穴以养血润筋。对于已经有明显联带运动和痉挛的患者,在眼轮匝肌、口轮匝肌、颧肌、提上唇肌、颊肌、眼轮匝肌等肌肉起止点处,仔细观察患者面部活动时出现联带运动的肌群,找到相关联带肌肉的起止点,即太阳、阳明经筋聚结点,用0.35 mm×40 mm一次性刃针松解,快速直达皮下,刀口线与肢体纵轴平行,缓慢深入达肌肉附着点,沿肌纤维方向纵向疏通剥离3～5次,再沿着肌纤维垂直方向小范围内切割松解2～3针,以免损伤周围组织。每次选取5～8个点,1次/周,以达到减张减压快速缓解肌肉痉挛的目的。

第二节　非针刺疗法

一、艾灸

艾灸,也称灸疗或灸法,是用艾叶制成的艾条、艾炷放置在体表腧穴上烧灼、温熨,借其温热性刺激,达到防病治病目的的一种外治法。灸法的特点是擅长治疗虚寒病症和预防保健;可单纯使用,亦可与针刺或药物配合应用,有特殊功效,可补针药之不足;又因其操作简便,安全有效,易于掌握而能自我治疗,适宜推广。

中医学认为艾灸作用的原理,一是利用温热刺激使气机温调,营卫和畅,起到行气活血、消瘀散结的作用;二是借助艾叶的药力,因为艾叶是中药中少有的能通十二条经络的药物,正如清代吴仪洛著《本草从新》中记载"苦辛,生温,熟热,纯阳之性⋯⋯通十二经,走三阴,理气血,逐寒湿⋯⋯以之灸火,能透诸经而除百病"。

现代研究认为,艾灸在燃烧时产生的辐射能谱是红外线,且近红外线辐射占主要成分。近红外线可激发人体穴位内生物大分子的氢键,从而产生受激相干谐振吸收效应,通过神经-体液系统传递人体细胞所需的能量。另一项研究表明,艾燃烧生成物的甲醇提取物,有清除自由基和过氧化脂质的作用;艾燃烧生成物中的抗氧化物质,附着在穴位处皮肤上,通过灸热渗透进入体内而起作用。

艾灸治疗面瘫,常用温和灸、温针灸、艾炷灸、隔姜灸。

(一) 温和灸

[适应证] 风寒袭络、气血不足、瘀血阻络证型的面瘫。

[施术部位] 取穴:翳风、风池、阳白、四白、颧髎、地仓、颊车、牵正、承浆、合谷、足三里。

[操作方法] 将艾条的一端点燃,先靠近穴位皮肤,再缓慢提高,以患者感觉温热舒适而无灼痛感为度(一般距皮肤 2~3 cm 处),每个腧穴熏熨 10~15 分钟,面部腧穴交替选用,直至局部皮色红晕为止。每天 1~2 次(发病初期施灸时间可长,日灸次数可多)。7~10 次为 1 个疗程,休息 1~2 天,再继续第 2 个疗程。

[注意事项]

(1) 不可距离太近,施灸处不能有灼痛感。

(2) 对面部温度觉减退的患者,施灸时,医者应将食指、中指置于施灸部位的两侧,以测知局部受热程度,随时调整施灸距离,掌握施灸时间,防止烫伤。

(二) 温针灸

是针刺与艾灸结合应用的一种治疗方法,艾绒燃烧时热力通过针身传入体内,增强温经散寒之力。

[适应证] 风寒袭络、气血不足、瘀血阻络证型的面瘫。

[施术部位] 取穴：翳风、风池、颧髎、下关、牵正、合谷、足三里。

[操作方法] 将 0.25 mm×40 mm 一次性毫针刺入穴位，得气后，用平补平泻法，保持一定深度留针，取 1~1.5 cm 长艾条套在针柄上端，艾条距皮肤 3 cm 高；牵正穴选用 1 寸针具，取 1 cm 长艾条，点燃艾条下端施灸。以上步骤重复 3 次，约 30 分钟。隔天 1 次，10 次为 1 个疗程。

[注意事项]

（1）针身要在肌肉内保持一定深度，否则无法支撑上端的艾条，引起燃烧中的艾条脱落，烫伤皮肤。

（2）治疗中患者勿移动体位，并在施灸下方垫一厚纸片，以防艾火掉落，灼伤皮肤或烧伤衣物。

（3）艾条不冒烟后静留 1 分钟，确认燃尽后，方可将艾灰弹下，以免未燃尽之艾绒掉下灼伤皮肤。

（三）艾炷灸

是将艾炷直接放在穴位上施灸的一种治疗方法。

[适应证] 风寒袭络、气血不足、瘀血阻络证型的面瘫。

[施术部位] 以头面局部与循经四肢部腧穴为主。

取穴：局部取翳风、地仓、颊车、下关、阳白、牵正、四白、承浆等；远端取合谷、外关、中渚、足三里等。

[操作方法] 患者宜仰卧位，每次选 3~5 个穴位，有发须的区域须剃尽，穴位不平或艾柱不易附着的地方可涂少许凡士林。制艾柱约蚕豆大，底宽 1.5 cm 左右，放在穴位区域上，并将之点燃，不等艾火烧到皮肤，患者有灼热感而不灼痛时，即用镊子将艾柱移去，更换艾灸移位再灸，每个区域范围内均灸 3~5 壮，以局部皮肤出现轻度红晕为度，艾炷灸隔天 1 次，10 次为 1 个疗程。

[注意事项]

（1）每次治疗选择 2~3 个区域，与下次治疗交替使用。

（2）制艾炷不宜过大，以免灼伤皮肤。

（3）点燃艾炷后医者不可离开，要密切观察艾炷燃烧情况，以便及时采取相应措施。

（四）隔姜灸

是在艾炷下方垫上姜片施灸的一种治疗方法。

［适应证］风寒袭络、气血不足、瘀血阻络证型的面瘫。

［施术部位］取穴：翳风、阳白、牵正、四白、地仓、颊车、颧髎、合谷、足三里。

［操作方法］将鲜生姜切成直径 2～3 cm，厚 0.2～0.3 cm 的薄片，以针将姜片戳数小孔，放在穴位上，上置锥形艾柱，燃至局部灼烫后取下，每次选择 2～3 个腧穴，每天或隔天一次，7～10 次为 1 个疗程。交替选穴。

［注意事项］

（1）当患者感觉灼痛时，可将姜片稍上提，稍停后放下再灸，或加一薄姜片，再行灸治，直到局部皮肤潮红湿润而不起疱为度。

（2）虚证患者，艾灸量不宜过大，刺激量不可过强，以免晕灸。

（3）体位要平正，施灸过程中，防止燃烧的艾绒脱落烧伤皮肤和衣物。

（4）如艾灸过量引起水疱，应局部消毒，用无菌针具刺破，压出疱内液体，涂以碘伏消毒，覆盖消毒敷料，防止感染。

（5）若出现晕灸现象，则需立即去除艾灸及针具，令患者平卧休息，头低脚高位，可饮用温开水。必要时针刺水沟、内关、涌泉以醒神开窍。

［按语］灸法用于治疗面瘫的古籍记载较多。如《普济本事方》记载："灸中风口眼㖞斜不正者，上于耳垂下麦粒大灸三壮。"《儒门事亲》记载："一长吏病此，命予疗之。目之斜，灸以承泣，口之㖞，灸以地仓，俱效；敬不效者当灸人迎。"《卫生宝鉴》载，治"中风口眼㖞斜"，灸"陷中二七壮"。

现代研究发现，艾灸温热刺激可舒张血管、增加血流量，而血管的舒张可调节神经和局部炎症反应。研究还表明艾灸可有效缓解面瘫患者急性期炎症反应，具有与激素等同的抗炎作用。临床中也证实在药物治疗基础上针刺联合艾灸治疗面瘫可有效减轻急性期面瘫的炎症反应，改善面神经炎性水肿，从而起到促进面神经功能恢复的作用。另外，针对面瘫后遗症期的研究，温和灸结合补阳还五汤加减治疗面瘫，在提高疗效的同时，还可以提高面神经和面部肌肉有关的躯体功能（FDIP）评分并降低社会生活功能(FDIS)的评分。

[临床研究]

1. 悬灸早期介入对急性面瘫血清炎性因子的影响

该研究选取 132 例面瘫患者作为研究对象,按照治疗方法的不同分为悬灸组($n=38$)、激素组($n=46$)和悬灸加激素组($n=48$);同时随机抽取体检中心体检结果无特殊异常者作为正常人群($n=126$)。结果显示,和正常人比较,急性期面瘫患者血清相关炎性因子呈增高趋势;3 种方法均能在一定程度上降低急性期面瘫患者相关血清炎性因子水平,3 种方法疗效差异无统计学意义,悬灸可作为激素的一种替代和补充。

2. 温和灸合补阳还五汤加减治疗气虚血瘀型周围性面瘫(后遗症期)的疗效观察

该研究选择 60 例气虚血瘀型面瘫(后遗症期)患者,分为对照组和治疗组各 30 例。治疗组与对照组中药汤剂治疗均以补阳还五汤加减治疗,两组均以 1 周为一个疗程,观察 4 周。治疗组患者在对照组的基础上,施行艾条温和灸悬于患侧翳风穴上,1 次 15 分钟,治疗 15 天。结果显示,在临床对气虚血瘀型面瘫(后遗症期)的治疗方案中,相比于常规中药汤剂的治疗方案,温和灸结合补阳还五汤加减的治疗方案疗效更佳,且能够提高患者 H-B 评分、可以提高 FDIP 评分并降低 FDIS 评分。

二、拔罐

拔罐法又称为"火罐法""吸筒法",是以罐为工具,利用燃烧、抽吸、蒸汽等方式造成罐内负压,使罐吸附于体表腧穴或患处的一定部位,使局部皮肤充血、瘀血产生良性刺激,以达到疏通经络、调和气血、祛除病邪、防治疾病目的的一种外治方法。拔罐疗法适应范围广、疗效好、见效快,具有易学易推广、经济实用、操作简单、使用安全、副作用少等特点。

清代赵学敏的《本草纲目拾遗》中指出拔罐能使"风寒尽出,不必服药"。现代研究认为拔罐是一种负压机械作用,通过反复快速吸拔,促使面部肌纤维收缩,增强面肌力量,有利于面部肌肉功能恢复。另外,负压的刺激,能引起皮肤发红、瘀紫,使部分细胞蛋白质分解,产生组织胺或类组织胺物质,促使毛细血管扩张,改善局部皮肤营养,加速血液及淋巴液循环。

拔火罐是临床最常用的一种方法,治疗面瘫时分为留罐法、闪罐法、走罐法、刺络拔罐法。

(一) 留罐法(又称坐罐法)

留罐可以促进机体局部的微循环,改善机体组织代谢,调整体液和细胞免疫,增强机体抵抗力。

[适应证] 风寒袭络、瘀血阻络证型之面瘫各期。

[施术部位] 面部腧穴,如翳风、阳白、颊车等,或颈部及背部膀胱经。

[操作方法] 将酒精棉棒点燃后,迅速插入罐内,绕1～3圈后抽出,利用火焰的热力,排去空气,使罐内形成负压,速将罐扣于应拔部位,留罐时间长短视拔罐反应、部位、体质而定,肌肤反应明显、皮肤薄弱、老人与儿童留罐时间不宜过长。

[注意事项]

(1) 急性期若出现患侧面部肿胀、疼痛,不宜在患侧行罐法。

(2) 面部留罐时间不宜过长,以 2 分钟为宜。拔罐前要征得患者同意,以免颜面局部留下瘀紫印迹影响美观,引起医患纠纷。

(3) 面部宜选用小号玻璃罐,拔罐时要注意罐口不宜过热,酒精棉棒不宜过大,以免灼伤皮肤。

(4) 背部留罐时间 5～10 分钟,在使用多罐时,火罐排列的距离不宜太近,宜遵循从上(头部方向)往下的顺序,同时罐具型号也应当上面小,下面大。

(5) 起罐时手法宜轻缓,不可硬行单向上提或旋转。

(6) 起罐后,一般局部呈红晕或发绀(瘀血),为正常现象,数日内可自行消退。如局部瘀血严重者,不宜在原处复拔。

(7) 如留罐时间过长,皮肤出现水疱,小疱无须处理,但需防止擦破;大疱应局部消毒,用无菌针具刺破,压出疱内液体,涂以碘伏消毒,覆盖消毒敷料,防止继发感染。

(二) 闪罐法

是用闪火法将玻璃罐吸拔于应拔部位后,随即用腕力取下,再吸拔、再取下,反复吸拔至皮肤潮红,或罐体底部发热为度的拔罐方法。

闪罐过程中产生的对颜面部肌群的吸附和牵扯作用,可以改善局部肌肉活动状态、促进局部血液循环,进而促进面瘫症状的恢复。

[适应证] 面瘫各期,尤以面部不适宜留罐的面瘫患者。

[施术部位] 面部瘫痪肌肉群,施术范围相对广泛。

[操作方法] 将酒精棉棒点燃后,插入罐内绕 1～3 圈后抽出,迅速将罐罩在应拔的部位上,而后立即起罐,再如前法将罐罩在旁边部位,亦立即起罐,如此周而复始,反复吸拔多次,至皮肤潮红为止。此操作应控制在 2 分钟内为宜,避免出现皮肤充血过度或皮损。

[注意事项]

(1) 面部闪罐应选择小号玻璃火罐。

(2) 手法应轻巧,吸附力要适中,避免吸力过大,大幅度提拉面部皮肤,引起拉伤。

(三) 走罐法(又称推罐法、拉罐法)

走罐可以同时刺激到多个穴位,对面部肌肉起到刺激按摩的作用,火罐在走行中因摩擦产生的热量会起到温通经脉、驱寒散邪的作用,对初期的风寒袭表之面瘫尤为适宜。研究发现,走罐可以促进施术部位的血液循环和炎性物质的吸收,加快面部症状的恢复。

[适应证] 本法适用于面瘫各期。

[施术部位] 瘫痪面肌、背部膀胱经。

[操作方法] 选择罐口平滑厚实的小号玻璃罐,先在罐口涂一层润滑油,将罐轻轻吸上后(不宜吸拔过紧),手握罐底,慢慢向前推动,在皮肤表面来回推拉移动,至皮肤潮红为止。

[注意事项]

(1) 在瘫痪面肌上施术,要选择小号火罐,在背部膀胱经施术,可选择中号火罐。

(2) 不宜在骨凸处推拉,以免损伤皮肤,或火罐漏气脱落。

(3) 面部走罐的方向应顺着额纹及提拉口角的走向,其步骤为:在额部从攒竹穴上方沿眉弓行至太阳;面部分别从承泣至地仓、地仓至太阳、颊车至太阳方向走罐；或从迎香至太阳，口和髎至太阳，地仓至下关、夹承浆至下关方向走罐。

（4）面部走罐的刺激量不宜过大，以患者可以耐受为度，皮肤微红勿出痧，面部皮肤过薄者不宜行走罐疗法。

（四）刺络拔罐法

即拔罐与刺血疗法配合应用的治疗方法。

[适应证]面瘫急性期耳周肿胀疼痛明显者；面瘫恢复期、慢性期、后遗症期。

[施术部位]颜面部腧穴、瘫痪面肌。

[操作方法]在应拔罐部位的皮肤消毒后，用三棱针或皮肤针叩刺至微出血，然后迅速将火罐吸拔于该部位，使之出血，使寒、热、湿及瘀血随血外出，以加强祛瘀通络的治疗效果。

[注意事项]本法放血作用较好，但应控制出血量，可在点刺的轻重程度、范围大小、拔吸程度、留罐时间等几个环节进行控制，每次总出血量成人不超过 5 mL 为宜。

[按语]拔罐疗法最早可追溯到先秦时期，当时使用的主要工具是挖空的动物角，故称为"角法"。约成书春秋战国时期的《五十二病方》中就记载了使用"角法"治疗外痔的方法。东晋葛洪在《肘后备急方》中也提到了用牛角进行拔罐治疗。到了隋唐时期，竹筒逐渐取代了兽角，成为更便捷的拔罐工具，此时称为"煮罐法"或"煮拔筒法"，是通过用沸水浸泡蒸煮竹筒使罐内的空气排出，从而吸附在人体表面。王焘在《外台秘要》中有详细记载用"煮拔筒法"治疗蛇蝎螫人之方。唐代期间拔罐疗法的一大突破是被纳入了"太医署"的医学分科中，与针科、按摩科给予了同等对待，称为一门独立的学科。时至宋金元时代，竹罐已完全替代兽角，拔罐疗法的名称变为"吸筒法"，并发展出"药筒法"，即在拔罐前先将竹罐在配制的药物中煮过，以发挥吸拔和药物外治的双重作用。宋代时罐疗的适应证已扩大到内科疾病，《苏沈良方》记载了用火力排气法拔竹罐治疗久嗽的方法。至明代，拔罐疗法已经成为中医外科重要的外治法之一，主要用于吸拔脓血和治疗痈肿。

拔罐疗法在清代取得了长足的进步,不仅在罐具、操作方法上有创新,更将拔罐疗法与脏腑经络学说结合,使罐法作用于腧穴上,扩展了拔罐疗法的治疗范围。在罐具的应用上,陶罐的应用就此拉开帷幕,正式提出了"火罐"一词。在清朝众多医书中,清代医家赵学敏《本草纲目拾遗》给予了拔罐最系统的论述,对火罐的出处、形状、适应证、操作方法及优点等均作了详细介绍。其书中专列《火罐气》一节:"火罐,江右及闽中皆有之,系窑户烧售,小如人大指,腹大两头微狭,使促口似受火气,凡患一切风寒,皆用此罐。以小纸烧见焰,投入罐中,即将罐合于患处……"拔罐疗法的名称也发生改变,称为"火罐气",即后世的"拔火罐"。

随着科技的进步,拔罐工具和方法不断创新。现代拔罐常见的工具包括玻璃罐、竹罐、陶瓷罐以及金属罐等。同时,也出现了如抽气罐、磁疗罐、红外线罐等新型设备。这些现代化的工具不仅提高了拔罐的安全性和便捷性,还扩大了其适应证范围。

[临床研究] 刺络拔罐治疗热证型周围性面瘫各期的临床研究。

该研究选取辨证为热证型的周围性面瘫患者 90 例,随机分为三组,各 30 例,三组患者均在体针的基础上介入刺络拔罐疗法,根据介入时期的不同,分为急性期组、静止期组、恢复期组,体针每周 5 次,刺络拔罐每周 2 次,共治疗 4 周,观察三组患者的有效所需次数、面部神经功能分级评分和综合疗效等。结果显示,急性期组痊愈所需治疗次数最少,H－B 分级评分最高,痊愈率最高。而静止期组与恢复期组疗效相差不大,H－B 分级评分无明显差异。由此可见热证型周围性面瘫,在急性期时介入刺络拔罐是提高疗效、缩短病程的最佳时期。

三、推拿

推拿是中医外治法之一,古称"按摩""按乔"等,主要通过手法作用于人体体表的特定部位,对机体产生影响,具有疏通经络、行气活血、理筋整复、滑利关节,以及调整脏腑功能、增强抗病能力的作用。

广泛的适应证和严格的禁忌证是推拿疗法的临床特点。研究证明,推拿作用于皮肤,能消除局部衰老的上皮细胞,改善皮肤的呼吸,有利于汗腺皮脂腺的分泌。此外,推拿可使皮肤内的某些蛋白质分解,产生一种组织胺物质,这种物质能活跃皮肤的毛细血管和神经,使毛细血管扩张,血流量增加,从而改善皮肤的营养和代谢,进而促进瘫痪的面肌修复。

（一）常规手法治疗

［适应证］本法适用于面瘫各期。

［施术部位］取穴及部位：印堂、睛明、阳白、四白、迎香、下关、颊车、地仓、风池、合谷。

［操作方法］以患处颜面为主,健侧做辅助治疗。

手法：一指禅推法、按法、揉法、擦法、拿法。

（1）患者取坐位或仰卧位,医者立于患侧,用一指禅推法自印堂、阳白、睛明、四白、迎香、下关、颊车、地仓穴进行往返治疗,并可用揉法或按法先患侧后健侧,配合擦法治疗,但在施手法时注意防止颜面部破皮。

（2）患者取坐位,医生站于患者背后,用一指禅推法施于风池及项部,随后拿风池、合谷穴 1～2 分钟,结束治疗。

（二）理筋手法配合指针治疗

［适应证］本法适用于面瘫各期。

［施术部位］上颜面区：印堂、攒竹、鱼腰、阳白、丝竹空、瞳子髎、太阳、四白。

下颜面区：迎香、上迎香、水沟、承浆、地仓、下关、牵正、翳风、颊车、颧髎、风池等穴。

其他：合谷、太冲。

［操作方法］患者取仰卧位,医者坐在患者头上方。

（1）医者用双手拇指指腹交错揉擦患侧额肌 1 分钟。然后在患侧眼眶上下周围施术点按揉印堂、攒竹、鱼腰、阳白、丝竹空、瞳子髎、太阳、四白等穴,往返施术 2 分钟。

（2）医者双手中指指端点按、揉迎香及上迎香穴 1 分钟,操作时两侧同时进行,着重于患侧穴。然后用中指指前端点压水沟、承浆以及患侧的下关、牵正、翳风、颊车、颧髎等穴约 2 分钟。

（3）医者用掌根与大、小鱼际处较为柔和地推揉患侧眼轮匝肌、额肌、咬肌、颊肌等面部所有表情肌群,约 5 分钟。其操作方向是:印堂穴向太阳穴方向;迎香经颧弓向太阳穴方向;地仓穴通过面颊向下关穴方向;承浆穴向牵正穴及耳后方向;颊车经下关向太阳穴方向。以面部稍见潮红为度。

(4) 医者用双手掌根或双手拇指指腹螺纹面"八"字形分推、按揉整个面部(健侧与患侧)及额、面颊、下颏,以致整个面肌,时间 2 分钟。然后用五指指前端从患侧额部及头维上方梳理至枕部发际处,反复梳理 2 分钟左右。点揉双侧翳风、风池穴。

(5) 医者最后用拇指指端侧翼部,有节奏地点压、按揉双侧合谷、太冲穴各 1 分钟,手法结束。

[注意事项]

(1) 颜面患侧局部肿胀、疼痛明显者不宜在局部施术。

(2) 手法宜轻柔,以皮肤微红、患者可以耐受为度。

(3) 患者皮肤表面有破损或皮疹者不可施术。

(4) 面部皮肤较为薄、嫩,施手法时应在皮肤表面用按摩膏等介质进行治疗,忌直接用手操作。

(5) 面瘫急性期,面部操作时手法应轻柔,可根据辨证分型取相应远端穴位进行点揉或按揉穴位。如风寒证可用列缺、风门;风热证可用大椎、曲池、外关;痰热腑实者可点揉丰隆、曲池、天枢,以及配合摩腹;肝胆湿热者可点揉中渚、足临泣、丰隆,配合分推两胁;肝郁气滞者可加阳陵泉、太冲,配合分推两胁;脾虚湿盛者可加阴陵泉、足三里、丰隆,配合捏脊。

(6) 面部治疗时注意应双侧同时进行,对于面部肌肉痉挛、板滞等患者应同时放松面部双侧肌肉。

[按语] 理筋手法有解除肌肉的痉挛,松解软组织的粘连,改善肌肉的营养代谢等;可促进局部血液循环改善局部神经营养情况,有利于神经功能的恢复。临床常用多种手法组合使用,如推、摩、揉结合,以达到最佳治疗效果。应注意不同手法的先后顺序和力度控制。手法操作时应遵循由轻到重、由浅入深的原则。同时注意手法的轻刺激和重刺激对肌肉的作用是不一样的,轻刺激手法通常包括轻柔的按摩、摩擦等,其作用主要在

于促进局部血液循环,缓解肌肉紧张和轻度痉挛,有助于减轻疼痛和促进组织修复。这种刺激强度适合用于治疗急性或慢性筋伤的早期阶段,以及对于敏感或脆弱的组织。相比之下,重刺激手法可能包括强力的推拿、揉捏、甚至使用扳动法等,其目的是通过较大的力量来促进深层组织的血液循环,缓解更严重的肌肉痉挛和粘连。这种刺激强度适用于处理较为顽固的筋伤或肌肉紧张,但需注意操作时避免过度施力,以免造成新的损伤。

四、砭石疗法

砭石者,以石治病也。运用砭石治病的医术成为砭术。砭术是具有悠久历史的非药物医疗保健方法,在《素问·异法方宜论》中开宗明义阐述中医五大医术乃"砭石、毒药、灸焫、九针及导引按跷"。砭术自东汉起失传,至今已近两千年。据古史资料考证,砭术失传的原因,是因为制砭的佳石匮乏。直到 20 世纪 90 年代,杨浚滋在山东古泗水流域重新发现了能制造砭具的岩石,并称为泗滨浮石。后经权威专家鉴定,泗滨浮石是制磬的石材,也是制砭的最佳石料,砭石疗法遂获得了新生。

中医认为面瘫的发生,根本原因为体内正气不足,卫外不固,邪气乘虚而入,致使经脉闭阻,气血不行,面瘫经筋失养纵缓不收而致。利用具有按摩、点穴的砭具治疗面瘫,通过手法操作,应用其物理特性,对人体进行力学及超声按摩。在按摩过程中,人体的体温会加热砭石,加强其远红外辐射强度,不仅对机体进行红外理疗,还发挥宣导气血、疏通经络、温助阳气、养筋荣脉之功效。

治疗面瘫时多采用下列五种方法:擦法、刮法、温法、点刺法、闻法。

(一) 擦法

是用砭具在皮肤上向一个固定方向上适度用力的操作方法。施术时以砭具在皮肤上滑行摩擦,属弱刺激。

[适应证] 面瘫恢复期、慢性期、后遗症期。

[施术部位] 头部、面部。

[操作方法] 用砭具光滑的面在患侧颜面部皮肤及头部滑动摩擦。临

床多采用砭板光滑的板头沿面部肌肉走行滑动摩擦;或用砭砧、砭棒、砭尺的棱;或砭轮在面部、头部循经摩擦。

[注意事项]

(1) 手法宜轻柔,以免擦破皮肤。

(2) 颜面部肿胀或有外伤时不宜施术。

(3) 急性期颜面部不宜施术,可在头部、耳后沿经络走行施术。

(二) 刮法

利用砭具侧棱刮擦皮肤表面的操作方法,与刮痧类似。刮法分直接刮法、间接刮法和刮痧法。

[适应证] 面瘫各个时期。

[施术部位] 面部、颈部、手阳明经、背部膀胱经。

[操作方法] 颜面刮法:用温砭石刮板,温度 40℃ 左右(置于 50℃ 温水加热 10 分钟),先用少量刮痧油均匀涂抹于患侧面部,然后自额部及面部正中线向患侧耳部方向轻轻刮拭,包含阳白穴至太阳穴、四白穴至太阳穴、迎香穴至下关穴、地仓穴至颊车穴、翳风穴至缺盆穴,刮拭 10 分钟,以额面部微红为度。

颈部、手阳明经、背部膀胱经刮法:用砭板沿肌肉或经络走向单向刮拭,以局部皮肤微有热度为度。

[注意事项]

(1) 手法宜轻柔,以免擦破皮肤。

(2) 颜面部忌行重刮法。

(3) 使用带刃的砭铲刮时,为了避免伤及皮肉,在人体被刮部位垫上棉布等,实施间接刮法。

(三) 温法

[适应证] 面瘫各个时期。

[施术部位] 面部、耳后。

[操作方法] 在面瘫患侧面部、耳后用砭具加热,以活血通络。

(四) 点刺法

[适应证] 面瘫各个时期。

［施术部位］取穴：翳风、阳白、印堂、颧髎、颊车、地仓、四白、迎香、曲池、合谷、足三里等。

［操作方法］利用砭具圆锥端点刺上述穴位，酸胀为度。

［注意事项］

（1）面瘫急性期，点刺远端穴位。

（2）面瘫恢复期、后遗症期点刺颜面穴位。

（五）闻法

砭术闻法主要是指听磬。这里仅指耳道闻法，本法可促进耳部和脑部的气血流畅，改善头面部的气血运行。

［适应证］面瘫各个时期。

［施术部位］耳道。

［操作方法］用砭板的锥状板尾将外耳道塞住，用手指轻刮擦砭板的外弧形板刀，使砭板发出声波和超声波。

［注意事项］

（1）手法宜轻柔，震动不宜过大，以免伤及耳道及鼓膜。

（2）伴听觉过敏的患者，忌用本法。

［按语］据现代研究发现，泗滨浮石的主要成分是一种称为"微晶灰岩"的矿物质，矿物结晶颗粒度小，摩擦人体时产生的超声波脉冲最多，频率上限也最高。科学实验表明，泗滨浮石与人体的每一下摩擦即可产生频率在 $20\sim2\,000$ kHz 的超声波脉冲 3 698 次，这种良好的超声波特性使它成为一种非常优良的纯天然养生用品。其次，泗滨浮石还有远红外特质，可发出能量峰值在宽达 $8\sim15$ μm 波长范围的远红外辐射；有独特的感应增温效应，当把它固定在距体表 5 cm 以内时，可在半小时内引起所在部位的体表温度上升 $0.5\sim2$℃；它能吸收人体的热量，再将这些能量转化成对人体有利的远红外线向人体辐射，可改善局部血液循环，降低肌张力，缓解肌痉挛。正是由于砭石的这些特殊物理化性质，很适合将它作为治疗工具。研究表明选用泗滨砭石治疗面瘫，在刮拭的过程，使局部皮肤的温度升高，局部血管扩张，血流灌注量、血液流速改变，加速局部血液循环，促进新陈代谢，改善面神经营养，利于面

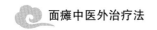

神经水肿吸收。

[临床研究] 砭石刮痧结合闪罐在面瘫患者中的应用效果

该研究选择 60 例面瘫患者,均采用砭石刮痧结合闪罐治疗,结果显示治疗后总有效率为 93.33%(56/60)。患者面部残疾躯体功能(FDIP)评分较前明显升高,面部残疾指数社会功能(FDIS)评分明显降低。患者面部肌肉肌电图动作电位潜伏期明显升高,而波幅明显降低。砭石刮痧结合闪罐在面瘫患者中的应用效果显著,能有效促进面神经功能恢复。

五、点穴疗法

点穴疗法是指结合多种不同手法如点、按、拍、掐、叩、捶等,通过作用于穴位和特定的刺激线上以疏通经络,调和气血,改变机体状态,促进身体功能恢复,达到防治疾病的目的。

《素问·举痛论》有“按之则热气至,热气至则痛止矣……按之则气血散,故按之痛止”等记载,认为穴位点按具有疏通经络、舒筋止痛、扶正祛邪、调和阴阳的功效。而且点穴疗法是不用药物、不依靠工具,紧靠手指点穴,就能达到较大刺激量。

现代医学认为,点穴疗法可以促进局部组织血液循环,增加病变周围组织的血流,从而减轻炎症,加速代谢废物的排出,同时为受损组织提供营养。点穴疗法可以单独应用,也可以和其他治疗方法配合应用治疗面瘫。

[适应证] 点穴疗法选取不同穴位,分别用于面瘫急性期、恢复期、慢性期、后遗症期。施术者可根据患者不同辨证分型对取穴进行灵活的加减,如常加用内关、列缺、中渚等穴。

[施术部位] 面部穴位:迎香、地仓、颊车、下关、四白、阳白、丝竹空、瞳子髎、攒竹、太阳、承浆。

头部穴位:头维、头临泣、风池、百会。

手足阳明经、足厥阴肝经、任脉、足太阳膀胱经穴位:合谷、太冲、足三里、中脘、气海、天枢、肺俞、心俞、膈俞、脾俞、肾俞等。

［操作方法］

1. 面瘫急性期

患者取坐位或卧位,施术者以拇指或中指指腹点按双侧合谷(双)、足三里(双)、患侧风池、太冲、头维、头临泣及百会。每穴点按 60～80 次,以患者感觉酸、胀或麻且能耐受,感觉舒适为度,每周 3 次。

2. 面瘫恢复期

患者取坐位或卧位,施术者以拇指或中指指腹点按患侧迎香、地仓、颊车、下关、四白、阳白、丝竹空、瞳子髎、攒竹、太阳、头维、承浆、头临泣、合谷(双)、足三里(双),每穴点按 40～60 次以患者感觉酸、胀或麻且能耐受为度,每周治疗 3 次。

3. 面瘫后遗症期

患者取坐位或卧位,施术者以拇指或中指指腹点按双侧合谷、太冲、足三里、天枢、太阳、风池、迎香、肺俞、肝俞、膈俞、脾俞、肾俞及百会、中脘、气海,每穴点按 30～40 次以患者感觉酸、胀或麻且能耐受,感觉舒适为度,每周治疗 2 次。

［注意事项］

(1) 辨证施治,制定治则,选择适当穴位。

(2) 施术者双手保持清洁,不留长指甲,施术时,须聚精会神,注意观察患者反应,按压动作缓和均匀,力度恰当,切忌粗暴。

(3) 施术部位有严重暗疮肌肤、急性过敏的肌肤、晒伤肌肤或有伤口者忌用点穴手法。

［按语］《点穴术·点穴与气血篇》指出:"若能开其门户,便气血复其流行,则经脉既舒,其病自除……治法当从其穴之前导之,或在对应之穴启之,使所闭之穴感受震激,渐渐开放,则所阻滞之气血,亦得缓缓通过其穴,以复其流行矣。"阐释了穴位点按具有行气活血、疏通经络的作用。

［临床研究］闪罐联合手指点穴治疗面瘫的效果观察

该研究选取面瘫患者 70 例。随机将其分为对照组和观察组,各 35 例。两组均给予常规药物口服,对照组采用常规毫针针刺联合 TDP 治疗器照射,观察组在对照组基础上给予闪罐联合手指点穴治疗。结果显示治疗后,观察组 H-B 面神经功能分级优于对照组。观察组总有效率为94.29%(33/35),对照组总有效率为82.86%(29/35)。闪罐联合手指点穴治疗面瘫能有效促进面神经功能恢复,提高临床疗效。

六、耳针疗法

耳针疗法是采用毫针或其他方式刺激耳郭上的特定腧穴以防治疾病的一种方法。其治疗范围较广,操作方便。耳郭特定腧穴不仅对于疾病的治疗有特殊的效果,而且对疾病的诊断亦有一定参考意义。

"耳者,宗脉之所聚也。"中医学认为耳部汇聚十二经脉之气,五脏六腑皆系于耳,奇经八脉中阴阳跷脉并入耳后,阳维脉循头入耳。刺激耳部穴位,对调理气血筋脉有重要作用。

现代医学也证实,耳穴为人体脏腑器官在耳郭上的体表反应点,通过刺激耳郭上的反应点,增强大脑皮层对神经功能的调节,改善面部血管舒张和收缩功能,从而改善面部血液循环,有效提高治疗效果;红外热成像评价提示耳针疗法可有效改善面肌运动功能障碍,促进面部血液循环,减轻水肿,因此耳针疗法能有效提高患者前额区、耳周区、口角区、颧区及患侧全区温度。

治疗面瘫时耳针疗法分为耳穴压丸和耳穴针刺。

(一) 耳穴压丸

压丸材料一般选用表面光滑、硬度适宜、直径在 2 mm 的球状物为宜。如王不留行、莱菔子、油菜籽、六神丸、磁珠等,以王不留行为常用。

[适应证]面瘫各个时期均可采用。

[施术部位]取穴:面颊、额、眼、口、三焦、胃、肝、交感诸穴。风热型配耳尖放血、肝、肾上腺、枕;风寒型配肺、神门、肾上腺、枕。

[操作方法]根据病情,每次可选用 3~5 穴,单、双耳取穴均可。先以75%乙醇拭净耳郭皮肤,用消毒干棉球擦净。将所选"压丸"贴于 0.5 cm×0.5 cm 大小的透气胶布中间,医者用镊子将其夹持贴于所选耳穴,贴紧并稍加压力,使其粘牢贴紧。并适当按揉,以耳穴发热、胀痛为宜。可留置2~4 天,其间可嘱患者每日自行按压 2~3 次。如耳穴表面皮肤无感染,

可连续贴压。

［注意事项］

（1）自行按压刺激强度至耳郭充血发热发胀，耐受为度。不要用力过猛，以免损伤局部皮肤造成感染。

（2）压耳时应注意平压法，禁用搓揉，以免擦破皮肤。

（3）耳穴贴压处应防止胶布潮湿或污染，以免引起皮肤炎症。

（4）耳郭皮肤红肿者，不宜采用本方法。

（5）个别患者胶布过敏，局部出现红色粟粒样丘疹并伴有痒感，宜改用他法。

（二）耳穴针刺

耳穴针刺即用毫针针刺耳穴治疗疾病的方法。

［适应证］面瘫各个时期均可采用。

［施术部位］主穴：肝、肺、大肠、口、眼、面颊。

配穴：风寒袭表加神门、下屏尖；肝胆湿热加肝、三焦；气滞血瘀加心、皮质下；肝肾亏损加肾、内分泌。

［操作方法］

（1）针具选择：一般选择 26～30 号的 0.5～1 寸不锈钢毫针。

（2）操作方法：根据病情选准腧穴，局部常规消毒。进针时，医者用押手拇、食两指固定耳郭，中指托着针刺部的耳背，这样既可掌握针刺深度，又能减轻针刺的疼着。用刺手的拇指、食指、中指持针，速刺进针；针刺方向视耳穴所在部位灵活掌握，针刺深度宜 0.1～0.3 cm，以不穿透对侧皮肤为度；多用捻转、刮法或震颤法行针，刺激强度视患者病情、体质和敏感性等因素综合决定；得气以热、胀、痛，或局部充血红润多见；一般留针 15～30 分钟，可间歇行针 1～2 次。出针时，押手托住耳背，刺手持针速出，同时用消毒干棉球压迫针孔片刻。一般隔天 1 次。

［注意事项］

（1）耳郭严格消毒，以免引起骨膜继发感染。

（2）耳郭有炎症、损伤部位禁针。

（3）出现晕针时，防治方法与体针相同。

（4）有习惯性流产的孕妇禁针；年幼体虚或患有严重疾病、出血性疾病及高度贫血者，不宜针刺。

［按语］耳与脏腑的关系密切，据《黄帝内经》《难经》等书记载，耳与五脏均有生理功能上的联系。如《灵枢·脉度》说："肾气通于耳，肾和则耳能闻五音矣。"《难经·十四难》说："肺主声，令耳闻声。"后世医家在论述耳与脏腑关系时更为详细，如《证治准绳》说："肾耳窍之主，心为耳窍之客。"《厘正按摩要术》进一步将耳郭分为心、肝、脾、肺、肾五部，曰"耳珠属肾，耳轮属脾，耳上轮属心，耳皮肉属肺，耳背玉楼属肝"，说明耳与脏腑在生理上是息息相关的。

［临床研究］耳针疗法辅助治疗急性期周围性面瘫疗效观察

本研究将94例急性期周围性面瘫患者随机分2组，对照组47例采取常规西医治疗，治疗组47例在对照组基础上联合耳针疗法治疗，2组均治疗4周。结果显示，治疗组总有效率95.74%（45/47），对照组总有效率80.85%（38/47）。采用耳针疗法辅助治疗急性期周围性面瘫患者，能显著提高治疗效果，进一步改善患者面部肌群恢复情况，有效改善患者面部温度、神经功能及面部神经传导速度，且能有效抑制免疫炎性损伤，降低复发率，有助于改善患者预后。

七、中医鼻疗法

中医鼻疗法是中药鼻腔给药（包括塞鼻、搐鼻、吹鼻、滴鼻、灌鼻、熏鼻、嗅鼻、涂鼻、探鼻等）以治疗全身疾病的外治疗法。

面部为手足三阳经筋，尤其是阳明经筋散布结聚的位置。面瘫的发生与阳明、太阳经筋的病变有关。阳明经筋病变又与足阳明胃经、手阳明大肠经气血运行不畅密不可分。《灵枢·邪气脏腑病形》谓："十二经脉，三百六十五络，其血气皆上于面而走空窍，纳鼻而传十二经。"因此，鼻与手足十二经脉关系密切，特别是足阳明胃经与手阳明大肠经。足阳明胃经起始于鼻翼两侧；手阳明大肠经与胃经在鼻翼两侧相交汇。通过鼻腔给药，不仅可以直接治疗鼻部疾病。更可以利用鼻与经络之间的联系，通过经络的传导调整作用，疏通足阳明胃经、手阳明大肠经气血，达到调其气血,和其营卫,平其偏胜,开其闭塞.使病邪得以驱除。

现代医学发现,鼻腔的副交感神经纤维使鼻黏膜血管扩张,分泌液增多,由来自面神经分出的岩浅大神经和翼管神经到蝶腭神经节,节后纤维再分布到鼻腔内。药物纳鼻后首先暴露于鼻黏膜,鼻黏膜表层细胞皆有许多微绒毛,可增加药物吸收的有效面积;另外,鼻黏膜上皮下层有丰富的毛细血管、静脉窦等,使药物能迅速经鼻黏膜给药后直接进入血液循环,进而刺激鼻内神经纤维,使其产生反射性调节,从而对面瘫起到治疗作用。

[适应证]面瘫各个时期均可应用。

[施术部位]鼻腔。

[操作方法]准备鼻腔塞药用物:粉剂中药(中药研细末,过 300 目筛,一般选用白附子、僵蚕、全蝎、川芎等)、纱布、手套、棉签等。根据患者鼻孔的大小,取 0.5～0.7 g 药粉,将中药粉铺于剪好的 4 cm×5 cm 纱布块上,折叠三层将药粉卷成小卷,塞入鼻腔,具体以患者舒适而不脱出为度。每天或隔天 1 次,每次 2～4 小时。

[注意事项]

(1) 开展操作前,就鼻腔塞药的相关知识向患者做详细介绍,并在治疗前排空鼻腔中的异物,以便让药物顺利进入,更好地发挥疗效。引导患者在塞药过程中正确呼吸,用鼻吸气,从口呼出。

(2) 在开展鼻腔塞药操作时,对患者眼部、口腔、面部的不良反应及微小反应变化加强观察。

(3) 在完成塞药操作后,充分对患者进行引导,使其表述鼻腔塞药的感受效果,如有不适及时调整处理。

(4) 鼻腔黏膜破损出血者禁用此法。

[按语]塞鼻法是其中文献资料最多、应用范围最广的中医鼻疗法之一。塞鼻法,古时又称纳鼻法,明确的记载可追溯到《伤寒杂病论》:"纳药鼻中,以治头中寒湿。"塞鼻法是将固体药物经过搓揉、刮削、包裹等形成鼻腔大小的塞鼻剂;或将液体药物用适量的药棉、布帛等浸泡,然后塞入一侧或同时塞入两侧鼻腔以达到治疗疾病的方法。塞鼻法所用制剂,可以是新鲜药的茎叶、花瓣,稍经搓揉使表面溢出汁液便可塞鼻;也可以肉

质型的叶片、块茎,经过刮削去除粗皮和荆棘再塞鼻;更多的是先将药物加工成粉末,用时取适量放入布帛或纱布中,包裹后塞入鼻腔。此方法操作简单,无损伤,以其快速吸收、温和影响、规避了药物的首过代谢效应等特点,越来越被人们所认识。

[临床研究]中药塞鼻治疗周围性面瘫急性期疗效观察

该研究选取 144 例周围性面瘫急性期患者,随机分 2 组,各 72 例。对照组采用常规西药治疗;治疗组在对照组的基础上采用自制中药塞鼻治疗,结果治疗组总有效率 91.67% 明显高于对照组 77.78%,两组治疗后主要症状均有明显好转,但患侧眼睑闭合困难的好转总有效率比较,治疗组明显高于对照组。中药塞鼻治疗周围性面瘫治愈率高、毒副作用小、行之有效,值得临床推广运用。

八、中药熏蒸法

中药熏蒸疗法又称为蒸汽治疗疗法、汽浴治疗疗法、中药汽雾透皮疗法,是一种利用中药加水煮至沸腾产生的蒸汽熏蒸机体或局部疾患处、穴位来治疗疾病的方法。具有作用直接,疗效确切,适应证广、操作简便等特点。

《黄帝内经》提出"善治者,治于皮"。中药熏蒸疗法是一种充分运用药物与皮部交互作用防治疾病的有效外治方法,其作用机制是借热力和药治的共同作用,通过扩张皮肤微小血管,加快血液循环,由表及里,在温热中实施治疗,达到治疗疾病的目的。相关研究证明,选用疏通经络,祛风活血作用的中药,以熏蒸方式治疗,利用热力与中草药加热产生药物热气结合作用于患侧颜面穴位,使经脉得通,气血得行,可达到祛风散寒、活血通络之功,使面瘫症状缓解或消除。

[适应证]本法适用于面瘫各期。

[施术部位]患侧面部,尤以患侧翳风穴为主。

[操作方法]中药组成:防风、川芎、白芷、僵蚕、炙甘草、全蝎、天麻、白附子、白芥子等。随分型不同加减药物:风寒证加桂枝、麻黄、细辛,以祛风散寒;风热证加防风、桑叶、菊花、葛根,以疏风清热;气虚血瘀证加黄芪、桃

仁、红花等。

　　将调配好的中草药浸泡 30 分钟，加水煎煮后滤药汁约 1800 mL，置于中药熏蒸机容器中，接通电源预热，安排患者取坐位，纱布清洁患侧颜面皮肤后，将中药熏蒸机的喷头对准患侧翳风穴，距离 30～50 cm，以患者自觉温热、不烫为度，使药雾均匀喷洒于皮肤，治疗时间为 20～30 分钟，药温控制在 35～40℃。注意避免皮肤烫伤。可以每天或隔天治疗 1 次。

　　［注意事项］

　　（1）治疗过程中，注意对眼睛的防护。

　　（2）熏药过程中注意防止烫伤，若出现局部皮肤发红疼痛时，立即给予冰块冷敷，若局部皮肤出现小水疱时，可自行吸收；若出现大水疱，可采用一次无菌注射器抽吸体液，并涂抹烫伤膏。

　　（3）熏药时若发生皮肤过敏，应立即停止熏药，并给予对症处理。

　　（4）过饥、过劳、年龄过大或体质特别虚弱者，不宜进行熏药。

　　［按语］《素问·皮部论》曰：“欲知皮部，以经脉为纪者，诸经皆然。”十二皮部是十二经脉在皮肤上的投影，是人体第一道屏障，与经络气血相通，与内在脏腑相连，构成皮部-络脉-经脉-脏腑系统，因此皮部既是机体卫外的屏障，又是外治疗法治疗的场所。现代研究表明，经皮吸收过程除了经角质层由表皮至真皮的透过吸收途径以外，也可以通过毛孔、汗腺及皮脂腺等附属器官吸收。另外，药物经皮渗透过程需要能量。温度能影响药物透皮速率，还会影响皮肤中的血流。当环境温度升高时，真皮层中的血管舒张，皮肤的血液流动增加有利于吸收。通过在面神经分布区域的皮肤及穴位实施中药熏蒸，在中药药治的前提下，再辅以温度、湿度、力度的作用，可以促进患侧面部局部的血液及淋巴的循环，有利于局部水肿及炎症的吸收，促进面神经功能的恢复。

　　翳风穴属手少阳三焦经，位于耳垂下缘后方的凹陷中，善治口眼歪斜、牙关禁闭等风疾。《针灸甲乙经》曰：“痉不能言，翳风主之。聋，翳风及会宗，下关主之；口僻不正，失欠，口不开，翳风主之。”此外，现代医学局部解剖认为，翳风穴其深层为面神经干从茎乳突穿出处，为面神经颅外段的主干部位。取位于面神经主干部位的翳风穴进行中药熏蒸，其目的在于促进面部血管扩张,有利于茎乳突孔局部炎症、水肿吸收,从而加快面神经功能恢复。

[临床研究]中药熏蒸配合电针治疗风寒型面瘫疗效观察

该研究将140例急性期(首诊时病程≤72小时)风寒型面瘫患者随机分为2组,每组70例。治疗组先采用中药熏蒸患侧翳风穴治疗,并在恢复期(发病后15天)采用电针治疗;对照组仅在恢复期采用电针治疗。结果治疗组总有效率和治愈率分别为97.1%和85.7%,对照组分别为92.9%和71.4%。中药熏蒸配合电针是一种治疗风寒型面瘫的有效方法。

第三节　特种针具疗法

一、三棱针法

三棱针法源于古代九针中的"锋针",也称刺络泻血法,是用三棱针刺破血络或腧穴,放出适量血液或挤出少量液体,或挑断皮下纤维组织以治疗疾病的方法。其中放出适量血液以治疗疾病的方法属刺络法或刺血法,又称放血疗法。

"病在经络痼痹者,取以锋针。"(《灵枢·官针》)中医学认为,邪气客于面部,可致经络阻滞不通、气血运行不畅。刺络放血法治疗面瘫,具有祛除络脉瘀血,疏通经络,使气血得以运行,起濡养面部经筋肌肉的作用。

现代医学研究表明,通过改善微循环和调节血管功能,提高面神经调节的能力,促进面瘫恢复。刺血可能通过刺激血管壁及内皮细胞,使生物活性物质从丰富的神经血管平滑肌上自主分泌,发挥局部的激素效应以进行体液、血压、血管床张力等多方调节,促进整体调节;同时影响血流剪切力,进而强化血管的功能,从而达到改善面神经的微循环障碍的目的。

采取三棱针点刺放血治疗面瘫,有颊内放血、面部放血、耳背静脉放血。

(一)颊内放血

[适应证]适用于面瘫恢复期及迁延不愈的难治性面瘫,瘀血阻络证

适宜。

[施术部位] 口颊黏膜内,对应于瘫痪面肌的部位。

[操作方法] 患者先用生理盐水漱口,术者双手常规消毒,一手拇指套消毒指套,将患侧嘴角翻开,先用碘伏在口腔内颊部上下颌之间的黏膜处进行消毒后,术者持一次性三棱针在口腔内颊黏膜处点刺 3～6 下,深度达到黏膜之下,嘱患者吮吸至创口处血液流尽,后以生理盐水漱口数次。隔天治疗一次或 1 周治疗一次的,因人而异。

[注意事项]

(1) 3 小时内禁止进食进水。

(2) 口腔黏膜处放血一次出血量以 2～3 mL 为宜。

(3) 勿在患者口腔内用 75％乙醇进行消毒,以防乙醇中毒;医者点刺动作要迅速,点刺深度不宜过深,以防过度损伤,形成局部口腔溃疡。

(二) 面部放血

[适应证] 适用于面瘫恢复期、慢性期及后遗症期,瘀血阻络证适宜。

[施术部位] 患侧颧髎、颊车、四白,以及面口角周围、太阳穴等处选取。

[操作方法] 患者平卧位,术者双手常规消毒,先用医用碘伏棉签在面部患侧(主要在颧髎、颊车、四白,以及面口角周围、太阳穴等选取,不超过2 处)进行消毒,随后用一次性三棱针在所选穴位处迅速点刺,深度为看到出血点为度,再使用已消毒的塑料抽气罐加速血液流出,用消毒棉球擦净面部血迹,并用医用碘伏再次进行消毒。关于刺血法治疗周期,隔天治疗一次或 1 周治疗一次,因人而异。

[注意事项]

(1) 面部放血一次出血量每处以 2～4 mL 为宜。

(2) 嘱患者保持点刺治疗部位局部清洁、干燥。

(3) 患有出血性疾病的患者,如血小板减少性紫癜、过敏性紫癜、血友病、播散性血管内凝血及糖尿病并发症等,不宜使用本法。

(三) 耳背静脉放血

[适应证] 适用于面瘫急性期热毒瘀血者,表现为患侧耳周疼痛、肿

胀;面瘫恢复期、慢性期或迁延不愈的难治性面瘫,瘀血阻络证适宜。

[施术部位]患侧耳背静脉坚硬、充盈、色暗红者。

[操作方法]常规消毒,以三棱针点刺挤压,放血约2 mL,以浸湿3~5个干棉球为度,再用干棉球压迫止血。隔天治疗一次或1周治疗一次,因人而异。

[注意事项]

(1)施术前先将耳郭部进行揉捏,使血液充盈。

(2)用75%乙醇局部严格消毒,以防骨膜感染。

(3)医者点刺要准确,手法宜重,一次性刺破耳背静脉,避免反复点刺。

(4)关于刺血法治疗周期,一般从发病的缓急来确定放血量,面瘫急性期放血量大,间隔时间短,迅速控制病势发展;病情稳定后,放血量可少一些,并且逐渐延长放血周期。

(5)患有出血性疾病的患者,如血小板减少性紫癜、过敏性紫癜、血友病、播散性血管内凝血及糖尿病并发症等,不宜使用本法。

[按语]面瘫系风邪阻于阳明、少阳之经,耳背静脉正处于此区域中,《灵枢·血络论》"血脉盛者,坚横以赤,上下无常处,小者如针,大者如箸,即而泻之万全也",指出阳明为多气多血之经,少阳多郁热,故可选取患侧耳背静脉坚硬色赤者,刺络放血,在急性期通过祛风先行血,达到血行风自灭的效果;在恢复期,达到祛菀陈莝,调和气血,促使面部功能恢复的作用;在后遗症期,达到"祛瘀而生新",气血调匀,面肌得以濡养而恢复。

临床研究也证实,在口腔内咬合处的黏膜及患侧面部用针刺放血法,可以减少局部致病因子的堆积,增加毛细血管的血流灌注,有效改善微循环,提高面神经调节的能力。另一研究也证实,治疗中重度面瘫患者,面部(颧髎、颊车)刺络放血疗法较普通针刺可使面动脉下颌段、鼻翼段流速指标(PSV、EDV)升高、阻力指数(RI)降低。

[临床研究]

1. 针刺配合刺血法治疗血瘀型贝尔麻痹后遗症的临床研究

该研究选择贝尔麻痹后遗症期(90天及以上)血瘀型患者,采用常规针刺配合刺血法(口腔黏膜＋面部放血与背俞穴放血交替)治疗 32 例,与常规针刺法 31 例进行对比。结果显示,治疗组在改善面部损伤和促进面神经功能恢复方面均优于对照组,尤其在治疗 3 周、7 周和 11 周时差异显著,提示该疗法疗效更佳,可缩短治疗时间,促进面部康复。

2. 基于面动脉彩超观察刺络放血疗法对中重度周围性面瘫的临床疗程

该研究纳入符合标准的中重度周围性面瘫患者 72 例,随机分 2 组,每组各 36 例。两组急性期治疗方法一致。亚急性期及恢复期中,对照组采用普通针刺治疗,试验组在此基础上采用刺络放血疗法,每 5 天刺血 1 次为 1 个疗程,共 5 个疗程。结果显示,治疗后试验组总有效率为 91.18%、对照组为 85.29%,试验组显愈率为 70.59%、对照组显愈率 58.82%,试验组疗效明显优于对照组。刺络放血疗法较普通针刺使中重度面瘫患者面动脉下颌段、鼻翼段流速指标(PSV、EDV)升高、阻力指数(RI)降低,能更有效地改善中重度面瘫患者的面肌运动功能,尤其对微笑、耸鼻、吸吮动作的改善更为显著。

二、小针刀法

针刀起源于古代“九针”,由朱汉章教授结合现代外科医学发展而来,通过对软组织进行切割、剥离、松解等方法达到治疗疾病的目的。朱教授认为组织损伤后会进行自我修复,当组织修复不能达到完全复原时,会形成粘连、瘢痕、挛缩、堵塞等病理因素,造成组织器官动态平衡失调。针刀具有针刺和局部微创手术的双重治疗作用,可以破坏疾病的病理构架,恢复组织结构的动态平衡。

中医学认为,面瘫的病机关键是手足三阳经经筋受阻。《灵枢·经筋》篇记载手足三阳之筋均上行于面,额为太阳所系;目下属阳明所主;耳前、耳后系少阳所过。足太阳经筋主要在目内眦及额头、鼻侧;足少阳主要在面部的侧面、鼻旁、目外眦;足阳明主要在鼻翼及耳、口、面颊部;手太阳主要在耳周及面颊外侧;手少阳主要在侧面额角及目外眦;手阳明在颞额、耳前、颈前。临床上面瘫后遗症期患者大都能在以上区域触按到硬结、触痛点或粘连点等。针刀疗法不仅具有针灸"以痛为腧""宛陈则除之"的治疗特点,面部筋结点也与中医"久病必瘀""不荣则痛"的理论一致。通过针刀治疗可疏通头面部三阳经络、调和营卫、养荣柔筋,达到纠正复颜之功效。

[适应证] 面瘫后遗症期患者,瘀血阻络证适宜。

[施术部位] 患侧面部手足三阳经经筋分布区域的压痛点及筋结点。

[操作方法] 患者取仰卧位,医者站患者患侧,用拇指在其患侧面部手足三阳经(少阳、阳明、太阳)经筋分布区域触按,找出压痛点及筋结点(临床上常在阳白、睛明、迎香、巨髎、颧髎、下关、地仓、夹承浆、翳风、天容等周围区域处触按到硬结、触痛点和粘连点),不局限于穴位。不能抬眉者,在攒竹穴、阳白穴附近触摸硬结;上眼睑不能闭合者,在睛明穴附近触摸硬结;下眼睑不能闭合者在四白穴附近触摸硬结;不能耸鼻者,在迎香、巨髎穴附近触摸硬结;口角歪斜者,鼓腮困难者在颧髎穴、地仓穴、夹承浆等附近触摸硬结;不能示齿者在鼻唇沟、颊车附近触摸硬结,并用标记笔标记。常规消毒后铺无菌洞巾,戴无菌手套,取Ⅰ型4号针刀,严格按照针刀四步操作规程进针刀,刀口线与重要的神经、血管、肌纤维走行一致,遵循"一快三慢"原则,进入后缓慢进针刀,待患者有酸胀感时行纵行疏通横向剥离,遇到硬结行切割手法,待刀下有松动感时出针刀,并按压数分钟,以防止出血。每次选5~6个部位,治疗完成后再次消毒,嘱患者24小时内针眼处不沾水。上述治疗每7天治疗1次,3次为一个疗程。

[注意事项]

(1)针刀操作时,要严格执行无菌操作,防止晕针和断针。

(2)治疗完毕24小时内避免创口沾水以防感染、避免面部热敷以防血肿出现。

(3)严重内脏疾病或体质虚弱不能耐受针刀治疗者;施术部位有皮肤感染、深部有脓肿及全身急性感染性疾病者;施术部位有重要神经、血管而施术时无法避开者;凝血机制异常者;血压较高且情绪紧张者;恶性肿瘤患者,不宜使用本法。

[按语] 临床上应用针刀治疗后遗症期面瘫获得较好的疗效。由于面

神经损伤严重、早期失治误治等，病程迁延达 3 个月以上仍未能痊愈者，进入面瘫后遗症阶段，会出现联带运动、面肌痉挛、面部肌肉僵硬感等症状。现代研究表明，在面瘫后遗症期，面部可触及增厚、变硬的筋结反应点或条索，用针刀沿颈、面部神经及肌肉走行，在粘连、结节等异常点处行松解疏通，有助于解除局部软组织痉挛拘急状态，改善面部肌肉组织的条理和弹性，促进面部功能动态平衡的恢复。

［临床研究］针刀松解结筋点治疗顽固性面瘫的临床疗效观察

该研究选取病程在 3 个月以上，H－B 分级不低于Ⅴ级的面瘫患者 67 例，寻找患者面部手足三阳经经筋结筋点，进行针刀松解术。每 7 天治疗 1 次，3 次为一个疗程，治疗 3 个疗程后观察疗效。结果显示 67 例患者，其中痊愈者 10 例，显效 45 例，有效 11 例，无效 1 例。总有效率达 98.5％。针刀松解结筋点治疗顽固性面瘫疗效显著，与针刺疗法相比，减少了就诊次数，方便患者，很容易被患者接受，值得推广。

三、皮肤针法

皮肤针疗法是将多支不锈钢短针集成一束，叩刺人体体表一定部位（皮部）的治疗方法，属丛针浅刺法。皮肤针外形似小锤状，针柄有硬柄和软柄两种规格。针柄一端附有莲蓬状的针盘，下面散嵌着不锈钢短针。根据所嵌针数的不同，又分别称为梅花针（五支针）、七星针（七支针）、罗汉针（十八支针）。

《素问·皮部论》云："凡十二经脉者，皮之部也。是故百病之始生也，必先于皮毛。"人体皮部是十二经络在体表的分布，用皮肤针叩刺皮部可以调节脏腑经络功能，促进机体恢复正常。

现代医学研究表明，对面瘫患者进行皮肤针叩刺，可通过刺激病变局部，促进血液循环，激发神经反射，增强面肌纤维收缩，从而改善面神经功能，以达到满意疗效。

根据叩刺部位，可分为穴位叩刺、循经叩刺及局部叩刺。在三种叩刺方法中，皮肤针疗法治疗面瘫使用穴位叩刺法的频率最高，尤其是多穴叩刺法。

[适应证] 轻刺激适用于面瘫恢复期、气血不足患者;中等刺激适用于恢复期、慢性期、后遗症期,也可用于急性期耳周疼痛较剧烈的放血疗法;重刺激适用于面瘫后遗症期及迁延不愈的瘀血阻络型面瘫。

[施术部位]

(1) 区域叩刺:在面部瘫痪区局部叩刺。

(2) 循经叩刺:循面部足阳明经、足少阳经叩刺。

(3) 穴位叩刺:取穴阳白、下关、地仓、颧髎、颊车、牵正、承浆、合谷。

[操作方法]

(1) 持针式:硬柄和软柄皮肤针的持针方式有所不同。硬柄皮肤针的持针式是用右手拇指、中指夹持针柄,食指置于针柄中段上面,环指和小指将针柄固定在小鱼际处。软柄皮肤针的持针式是将针柄末端固定在掌心,拇指在上,食指在下,其余手指呈握拳状握住针柄。

(2) 叩刺法:针具及叩刺部位用75％酒精消毒,针头对准叩刺部位,运用腕部的弹力,使针尖刺入皮肤后立即弹出,反复叩击,可根据需要按线成行叩击(循经叩刺),也可在一定范围内环形叩击,或在一个点上重点叩击(局部叩刺)。根据叩刺强度,分为三种叩刺法。

轻刺激:用较轻腕力进行叩刺,面部皮肤略潮红,患者无疼痛感为度。

中等刺激:介于轻、重度刺激之间,面部皮肤潮红,但无渗血,患者稍感疼痛。

重刺激:用较重腕力进行叩刺,局部皮肤可见微微渗血,患者自觉疼痛。

(3) 患者仰卧位,每次选3～5个穴位,有发须的区域须剃尽,用皮肤针叩刺上述腧穴,以局部微红为度,隔天一次,10次为一个疗程。疗程间可间隔3～5天。

[注意事项]

(1) 注意检查针具,要全束针平齐,防止偏斜、勾曲、损坏。

(2) 叩刺后皮肤如有出血,须用无菌干棉球擦拭干净,保持清洁,以防感染。

(3) 操作时运用腕力垂直叩刺,并立即抬起。不可斜刺、压刺、慢刺、拖刺,避免使用臂力。

（4）强度宜均匀,根据病情及患者耐受程度选择叩击强度。中等刺激、重刺激不宜在眼周进行。轻刺激叩打眼周时,避免刺伤眼球。

（5）急性期宜轻叩,只限于叩刺耳周;用于放血疗法及中、重度刺激时,以微红或微出血为度。

（6）局部皮肤有创伤、溃疡及瘢痕者;凝血功能障碍、急危重症、传染性疾病等,不宜使用本法。

［按语］皮肤针的特点是在患者皮肤表面上进行浅刺,又很快起针,正如《黄帝内经》中所言:"浅而疾发针、无针伤肉、如拔毛状。"叩刺时讲究手腕的弹力,下针时要稳准,方向应垂直,针尖接触皮肤后则应立即提起,力量均匀,起落有序。

《素问·皮部论》曰:"百病之始生也,必先于皮毛。邪中之,则腠理开,开则入客于络脉,留而不去,传入于经。"很多疾病的发生是在皮部开始的,然后沿着皮部、络脉、经脉、脏腑的顺序传变,因此治疗疾病时可以通过刺激皮部而起效。面瘫的中医病机是由于脉络空虚,卫外不固,又外感风邪,侵犯面部阳明少阳经络,致气血不畅,经络不通,经筋失于滞养,最终导致肌肉纵驰不收。此病因是风邪侵犯在络所致,因此病位表浅。病在表、病在肌肤者,宜浅刺。而皮肤针叩刺患者皮部,沿着皮部-孙络-络脉-经脉,激发人体正气,驱风邪外出,故而可起到通经活络、调畅气血的作用。

［临床研究］梅花针叩刺对静止期周围性面瘫患者眼裂恢复的疗效观察

该研究选取面瘫急性期患者 56 例随机分为治疗组和对照组。两组发病静止期(8～25 天)内采用不同的治疗方案:治疗组行普通针刺后予采用梅花针叩刺;对照组静止期仅给予普通针刺治疗,隔天 1 次,至静止期治疗痊愈或静止期结束后通过神经电图检查、患侧肌力、患侧与健侧眼裂差值、H－B 量表计分法、FDI 评分法,比较两组治疗后的疗效。静止期后继续给予常规针刺治疗至发病 90 天或痊愈结束,90 天后采用 FDI 评分法比较两组远期疗效。结果显示梅花针叩刺眼轮匝肌对面瘫静止期眼裂的恢复效果明显,能刺激支配其收缩的神经,使肌肉发生不自主收缩运动,刺激反射的发生,从而达到眼轮匝肌的功能锻炼,促进患者眼裂的恢复。另外,静止期介入梅花针叩刺对于面瘫的疗效更明显,缩短疗程,提高患者的生活质量。

四、皮内针法

皮内针法是以特制的小型针具刺入并固定于腧穴部位的皮内或皮下,进行较长时间刺激以治疗疾病的方法,又称埋针法。源于《素问·离合真邪论》"静以久留"的刺法。适用于需要持续留针的慢性疾病,以及经常发作的疼痛性疾病。

皮内针疗法是皮部理论和腧穴理论相结合的具体运用。十二皮部是十二经脉功能活动反映于体表的部位,也是络脉之气散布之所在。腧穴是脏腑经络之气输注于体表的特殊部位。采用皮内针刺入腧穴皮下长时间的埋藏并定时按压,不仅持续刺激腧穴,同时激发卫气的"卫护周身"的功效,发挥祛风通络的作用,促进面瘫的恢复。

现代医学研究表明,皮内针疗法的机制是通过刺激神经传导激发脑部对应功能区以产生生物反馈。皮肤的神经与大脑密切相连,当针尖刺入穴位皮下组织后,可刺激神经末梢产生兴奋,通过神经节段的传导作用而到达大脑相应功能区,相应功能区将信息整合后再向下传导至面神经,促进面神经功能恢复并引起所支配的表情肌收缩。

临床常用皮内针类型有麦粒型皮内针、图钉形皮内针、揿针型皮内针。面部皮肉浅薄,皮内针治疗面瘫时多用揿针型或图钉型。

[适应证]本法适用于面瘫各期。根据不同分期、症状选取不同穴位。

[施术部位]主穴:阳白、四白、颧髎、颊车、地仓、牵正、承浆、翳风。

配穴:风寒证加列缺、合谷;风热证加曲池、外关;气血不足加足三里;瘀血阻络加血海;抬眉困难加攒竹;鼻唇沟变浅加迎香;人中沟歪斜加口禾髎;颏唇沟歪斜加夹承浆。

[操作方法]施针前,应先洗净双手并消毒,用75%乙醇或1%~2%碘伏在施术部位消毒。打开包装,取出一次性无菌揿针,将针体刺入(带

剥离纸），贴好后再剥除剥离纸，最后从上面轻轻按压胶布。留置期间，根据病情嘱患者适度按压，加强刺激。埋针时间一般应小于 24 小时，可根据气候、温度、湿度不同，适当调整。同一埋针部位出针 2～3 天后可再次埋针。

出针时，一手固定埋针部位两侧的皮肤，另一手用镊子夹住胶布一端，将针体从皮肤上取下，并对埋针部位消毒。

［注意事项］

（1）埋针宜选用较易固定且不妨碍肢体运动的部位。

（2）埋针部位持续疼痛时，应将针取出重新施术或改用其他穴位。

（3）埋针期间，针处要避免潮湿，以免感染。热天出汗较多，埋针时间不宜过长。若出现埋针局部感染，将针取出，并对症处理。

（4）皮损局部、红肿、紫癜、瘢痕、体表大血管部位及孕妇下腹、腰骶部和金属过敏者，禁针。

［按语］皮内针的类型：① 麦粒型皮内针，一般为(0.18～0.22)mm×(5～7)mm，针柄形似麦粒，针身与针柄呈一直线，多适用于皮肉较为丰富的腧穴，如背部、四肢等处；② 图钉形皮内针，一般为(0.20～0.22)mm×(1.3～1.5)mm，针柄呈环形，针身与针柄垂直，形似图钉状；③ 揿针型皮内针，一般直径 0.2 mm×(0.3～1.5)mm，针身固定于胶布上，取下直接贴于腧穴部位即可。

现代研究还表明，皮内针长时间留置于相应腧穴后，诱导肥大细胞脱颗粒，引发超敏反应，释放的多种化学物质，既可以影响血液循环，增强表情肌营养；又能增强血管通透性，加强代谢废物的排出，加快局部组织的新陈代谢，从而促进面神经炎症较快吸收。除此之外，皮内针埋入后可激活局部的 A 类纤维，同时在脊髓水平关闭 C 类纤维传递疼痛信号的闸门，从而阻断疼痛信号向大脑传递，抑制疼痛感知效果，从而对缓解面瘫疼痛、促进恢复有较好疗效。

［临床研究］

1. 皮内针联合针刺治疗急性风寒型面神经炎的临床观察

该研究将 60 例急性风寒型面瘫患者，随机分两组各 30 例。对照组给予常规针刺治疗,治疗组采用皮内针联合针刺治疗,两组均每天治疗 1 次,6 天为 1 个疗程,一个疗程后休息 1 天,连续治疗 3 个疗程。结果显示治疗组与对照组的总有效率分别为 93.33% 和 86.67%。皮内针联合针刺在改善患者 H－B 分级、FDI 评分等方面疗效更佳,更有利于面神经功能的恢复。在不增加治疗痛苦的同时能够增强疗效,患者易于接受,值得临床推广。

2. 毫针联合皮内针治疗特发性面神经麻痹恢复期的临床研究

该研究将 90 例符合纳入标准的特发性面神经麻痹恢复期患者,随机分 3 组,每组各 30 例。毫针组患者采用单纯毫针针刺治疗,皮内针组患者采用单纯皮内针治疗,毫针加皮内针组患者采用毫针治疗后加皮内针治疗,每天治疗 1 次,连续治疗 6 天后休息 1 天,共治疗 4 周。结果显示毫针联合皮内针组效果更明显。因此,临床中在治疗特发性面神经麻痹恢复期患者时,可以联合毫针和皮内针以加强神经功能的恢复、减少后遗症的发生,并改善患者心理状态。

五、筋针法

筋针疗法属于经筋针法之一,是在经筋理论的指导下,采用"以痛为输"为主,利用特制的筋针,浅刺皮下,激发卫气,无感得气,舒筋散结,从而速治筋性痹病(软组织损伤、疼痛类疾病)、筋性腔病(有临床症状,但检查正常者)与筋性窍病(头面五官疾患)的一种独特的针刺疗法。属于浅刺针法。

遵循《灵枢·经筋》"治在燔针劫刺,以知为数,以痛为输"的治则,筋针疗法通过刺激皮下经筋和调节卫气,促进面部气血运行,从而有效治疗面瘫。筋针操作时不要求有患者酸麻胀痛的得气感觉和医者手下"如鱼吞钩饵之浮沉"的气至感觉,操作的主要层面在皮下,皮下为经筋分布、卫气输布之所,皮下平刺可刺激经筋(筋膜、肌肉、韧带、神经等),激发"行于脉外"的卫气。

面瘫分为筋性面瘫和脉性面瘫,面瘫早期属于筋性面瘫,病位在经筋。久之筋病及脉,经脉受阻,气血阻滞则筋缩,出现"倒错"现象;或气血不足,经筋失养则筋颤,出现"面风"(面肌痉挛)的征象。筋针疗法多适用于筋性面瘫。

　　[适应证]本法主要适用于筋性面瘫(面瘫的急性期、恢复期)。

　　[施术部位]取穴:足阳明、手太阳经穴为主。

　　针具选择:一次性筋针(短柄)。

　　颜面筋穴:口角歪斜以地仓、颊车、颧髎、风池、翳风、下关、牵正穴区为筋穴;露睛流泪以阳白、鱼腰、四白、球后、攒竹、丝竹空穴区为筋穴;鼻唇沟变浅以迎香、禾髎穴区为筋穴;人中沟偏歪以水沟穴区为筋穴;颏唇沟偏歪以承浆穴区为筋穴。远端常规取合谷穴。

　　[操作方法]平刺,即是进针时,针身与皮肤表面约呈15°沿皮刺入。筋针刺法循经筋平刺,分为纵刺和横刺。

　　纵刺,即针尖指向病所,可循经筋走向纵行浅刺或循肌肉纤维方向平刺,适宜于大多数筋病的治疗方法;横刺即针垂直于经筋循行方向或肌肉纤维走行方向沿皮横向平刺,适用于关节部位病变的之筋病的治疗方法。

　　以 0.30 mm×30 mm 筋针,在上述筋穴常规消毒后进针,一般在患侧面部选地仓、颊车、颧髎、翳风、下关、牵正等穴区筋穴,沿皮下纵刺 20～25 mm。在眼部选阳白、攒竹或丝竹空、四白等穴区筋穴,沿皮下纵刺 15～20 mm,针刺时注意避免刺伤眼球。所有筋针,均无需有感得气(酸麻胀痛),以无感得气为佳。留针 20～30 分钟,隔天 1 次治疗。

　　[注意事项]

　　(1) 筋针为皮下浅刺操作,操作时针身贴近皮肤平刺,故消毒时除所刺穴位处外,可能接触到的皮肤部位也要消毒。

　　(2) 可采用单手进针法,如患者感觉刺痛,则将筋针稍离穴点 1 mm 处再操作,一般可无痛顺利进针;进针后,将针稍退,有明显脱落感(针尖离开肌层或筋膜中的感觉),筋针平卧或斜卧于皮肤之上,根据病情需要,沿皮下纵刺 15～20 mm。

　　(3) 出针时轻捻或轻提针柄,无紧涩感则向外慢慢退出,用消毒干棉球按压针孔片刻即可。如针下紧涩,轻微循按拍打手法放松肌肉,待针下空松感时即可退针。

（4）由于筋针属于皮下浅刺，不深入肌层，较为安全。但有时难免误伤毛细血管，故对于血友病患者或有出血倾向者，避免筋针。

［按语］《素问·痹论》中言卫气"循皮肤之中，分肉之间，熏于肓膜，散于胸腹"，其输布之处与经筋分布极为相似，故经筋乃卫气输布之处，有赖卫气的温养。卫阳之气"柔则养筋"、充养肌肤，发挥协调运动与卫外的功能。一旦卫气不布或不充，腠理空虚，风夹寒湿乘虚入腠袭筋，卫气与邪气相合则筋病。面瘫的发病原因既有正气的不足、卫气的不充，还有卫气与邪气相合于皮下经筋，经筋失养，面部筋肉纵缓不收而发病。面部是为手足三阳经脉结聚之所；经脉之气络于筋，经筋终于头面，故认为面瘫的病位主要在面部手足阳经脉及其经筋所过之处。所以，筋性面瘫针刺取穴多取足阳明胃经、手足太阳经经穴，通过筋针循经筋平刺，作用于皮下，疏调经筋，宣导卫气，卫气充则邪气能出，达到治疗面瘫的目的。

此外，现代医学研究证实，筋针法能促进局部的血液循环。通过刺激穴位，可以扩张血管，增加血流量，为受损组织提供更多的氧气和营养物质，这有助于加速新陈代谢，促进炎症物质的吸收和排泄，从而减轻面部的肿胀和疼痛。

六、浮针法

为了更能方便不同临床医生的理解和使用，浮针疗法从中医和西医角度给出了两种概念。一种是适合中医体系的概念：浮针疗法是在皮下使用针具，大面积扫散，以通筋活络，激发人体自愈能力，从而达到不药而愈的目的，主要用于治疗筋脉不舒、血滞不通所导致的颈肩腰腿疼痛和一些内科、妇科杂症。另一种是适合现代西医体系的概念：浮针疗法是用一次性浮针等针具在引起病痛的患肌（在放松状态下，全部或部分依旧处于紧张状态的肌肉）周围或邻近四肢进行的皮下针刺法，是一种非药物治疗方法。

面瘫乃卫气不固，外邪乘虚侵袭所致。面部卫气不足、营血不冲是面瘫发病的内在因素。卫气不足以致卫外功能失调，营血不冲以致不能濡养面部组织发挥正常功能。通过对患肌进行扫散与再灌注活动，增加面部供血,改善组织供氧以恢复卫气功能。

现代医学认为面瘫的病理基础为局部微循环障碍。研究表明浮针通过扫散与再灌注恢复损伤神经的血供,改善局部微环境的缺血缺氧状态,松解局部组织肌肉的筋膜触发点以发挥治疗作用。另外,浮针疗法通过扫散动作,牵拉面部皮下筋膜,改善其滑动性,在一定程度上增加面部肌肉细胞活性。

[适应证]本法适用于面瘫各期。

[施术部位]根据《浮针医学概要》中相关内容介绍,认为面瘫相关嫌疑肌主要包括胸锁乳突肌、咬肌、额肌等。进针部点有 4 个,分别是肱桡肌中上段、下颌角(方向向鼻尖)、三角肌前束上缘、颞肌后上部。同时配合着对相应的患肌做再灌注的运动。运用浮针治疗时遵循分期进针(取穴)的方案。面瘫急性期,一般不予刺激面部,浮针进针点多以远端为主,主要选取肱桡肌(手三里)、上斜方肌(肩井)、胸锁乳突肌作为进针点,依靠远端效应,疏利经络,调和气血;面瘫恢复期、慢性期和后遗症期,选取远端和病变部位相结合的进针点,主张于手三里、肩井、颊车、攒竹、头维穴附近进针;亦有学者认为进针点可为胸锁乳突肌、颞肌、额肌等,主要干预上斜方肌(肩井)、斜角肌(云门)、胸锁乳突肌(天突)及二腹肌(大迎)等患肌。

[操作方法]确定进针点后,针尖对向患肌,方向不能与患肌相反。进针点选择要避开瘢痕,离开关节,尽量选择在平坦易操作的部位。

操作过程包括:进针、运针、扫散、出针、留管。

(1) 进针:进针为浮针刺入皮下的过程。操作时进针器要和进针处皮肤呈 10~15°角,进针器前端贴紧皮肤向前稍推起,操作者左手要放于浮针针具上方以防浮针弹起,针尖进入皮下后,左手提起并固定浮针,右手持进针器后退撤出,之后左手放下浮针。如果出现浮针和皮肤呈一定角度,有可能针尖深入肌层,可嘱患者收缩目标肌肉,浮针会随着肌肉收缩而增加和皮肤的角度,同时患者可出现胀痛或刺痛,此时医师可将浮针后退少许,直至浮针自由倾倒卧于皮肤,肌肉收缩不会引起浮针活动和出现疼痛,说明浮针正好处于皮下疏松结缔组织,至此完成进针。

（2）运针：运针指浮针从进针到扫散操作的一段过程。完成浮针进针后，针体在皮下顺势推进，在推进的过程中要注意上提，以免误入肌层。在操作过程中要尽可能避开血管，如果遇到刺痛，操作者有可能碰到了血管壁，此时只要调整角度即可。运针过程也有可能会碰到小的皮神经，一般不用担心。进针的长度一般要软管完全进入皮下为宜。在某些情况下，如果操作者怎么调整软管，患者都会出现疼痛不适，留置部分软管在皮下也可以。运针的要点概括起来主要为平稳、匀速、上提、滑进。

（3）扫散和再灌注活动：扫散是浮针操作的核心内容，运针结束后，针柄后退旋内，软管座的点状突起固定在针座的卡槽内，这时软管就完全把针芯包裹成棍状，针尖不突出在软管套外，然后便可以开始扫散操作。操作时右手食指、中指夹持着针柄，以拇指为支点固定在皮肤，食指、无名指自然放在软管座和针座，均匀有节奏地做跷跷板样的扇形扫散。扫散要点为幅度大、有支点、要平稳、有节奏。在扫散的过程中要配合再灌注活动。每个进针点扫散时间不超过 2 分钟，频率每分钟 100 次左右。操作者在针对患肌进行扫散的同时，根据所处理患肌的肌肉功能配合相应的再灌注活动，如上斜方肌采取耸肩（缩头式）抗阻运动；胸锁乳突肌采取对侧侧头抗阻运动，以上再灌注活动各进行 3 次，每 10 秒抗阻后放松。再灌注活动的操作要求为幅度大、速度慢、次数少（不超过 3 次）、间隔长、变化多。

（4）出针：患者经过扫散操作治疗后，症状消失，操作者就可以出针结束治疗，出针时要外旋针座，使软管座和针座分离，拔出针芯。

（5）留管：治疗结束后，要把软管留在皮下一段时间，以达到疗效更持久的目的。关于留管时间一般在 4～6 小时为宜。

目前对于面瘫不同时期的治疗频次、是否留管、留管多长时间等都缺乏更详细的研究支持，未来也可立足于这些方面进一步研究，探索其规律，为浮针疗法的应用提供更多科学的数据。

［注意事项］

（1）患者在过于饥饿、疲劳、精神紧张时，不宜立即针刺，以防晕针。

（2）选取合适的体位有利于触摸患肌和进行治疗，患者紧张或者第一次就诊建议卧位。触摸目标肌肉要保持放松状态。只有正在治疗的患肌消除，才能治疗下一组患肌，切忌打一枪换一个地方。

（3）留管位置一般选择平坦不宜活动的地方，避免关节处留置。留针期间，应注意针口密封和针体固定，嘱患者避免剧烈活动和洗澡，以免汗液和水进入机体引起感染。特别是对于免疫功能低下或者糖尿病患者。

（4）全身浮肿、局部红热肿大、近期使用外治法、近期进行过局部封闭者、疼痛点时有时无或摸不清者不宜针刺。

（5）有自发性出血或凝血功能障碍者，皮肤有感染、溃疡、瘢痕或肿瘤的部位，不宜针刺。

［按语］浮针疗法主要作用于局部皮下浅筋膜。其原动力是皮部经筋中运行的卫气。现代医学中的皮下疏松结缔组织与传统中医学中的腠理两者均是卫气分布、扩散之居所，为浮针疗法发挥作用的基础。浮针通过扫散与再灌注活动缓解局部痉挛肌肉与相关软组织。对慢性缺血缺氧病灶具有显著的优势，尤其是肌肉组织导致的疾病。具有疗效确切、适应证广泛、操作简单，患者易于接受等优点。

浮针治疗靶点是患肌（存在一个或者多个肌筋膜激痛点的肌肉，也就是在运动中枢正常的情况下，肌肉放松时，出现全部或者一部分处于紧张状态的肌肉）。所以面瘫治疗的患肌应该在肱桡肌、胸锁乳突肌、斜方肌、斜角肌、咬肌、颞肌、额肌等相关肌肉中寻找，然后选择对相应的进针点。面瘫急性期应选取远端部位进针点，而进入恢复期和后遗症期应选取远端和病变部位结合的进针点。

［临床研究］

1. 浮针结合常规针刺治疗周围性面瘫恢复期的临床观察

该研究将 60 例面瘫恢复期患者以随机分两组，对照组仅常规针刺治疗，观察组先针刺（同对照组）再对患者胸锁乳突肌与斜方肌进行浮针再灌注治疗，隔天治疗 1 次，每周治疗 3 次。两组均以 2 周为 1 疗程，治疗 2 疗程。结果显示，观察组总有效率 93.10%，对照组总有效率 83.33%。

与常规针刺相比,浮针结合常规针刺组能够明显改 H－B 面神经功能分级,提高 FDIP 评分,降低 FDIS 评分,且临床疗效更好,为针灸治疗本病提供优选方案。

2. 浮针干预面神经炎急性期伴耳后疼痛的临床疗效观察

本研究收集 60 例发病在 7 天内的面瘫伴耳后疼痛患者,随机分 2 组。治疗组给予浮针联合针刺疗法,前 4 天每天浮针 1 次,之后隔天 1 次,每个疗程为 10 天,共治疗 2 个疗程。对照组仅予以常规针刺。结果显示,治疗 4 天后,治疗组耳后疼痛分级改善程度及耳后疼痛消除时间比较都优于对照组。急性期介入浮针干预对面瘫的临床疗效更显著。

七、火针法

火针法是将特制的金属针具烧红,迅速刺入人体一定部位或穴位,并快速退出以治疗疾病的方法。

中医学认为"治病必求于本",阴阳失衡是疾病产生的根源,故通调阴阳为治疗疾病的大法。《灵枢·本脏》言:"经脉者,所以行血气而营阴阳。"《素问·阴阳应象大论》言:"善用针者,从阴引阳,从阳引阴。"任、督二脉同属于奇经八脉,可以调和十二经脉,总领一身之阴阳、气血。以火针点刺任、督二脉腧穴,可以通调全身阴阳气血,激发十二经及奇经八脉经气,调整脏腑功能,扶助正气,从而促进由气血亏虚、正气不足引发的面瘫痊愈。

《景岳全书》言"凡大结大滞者最不易散,必欲散之,非借火力不能速也",指出经络气血得温而行,得寒而凝。火针法以细火针点刺患侧面部,"借火助阳",以火力温热之性鼓舞并补充面部阳气,祛风邪,通经、活血、祛瘀,恢复气血的运行,使失于濡养的经络血脉得到气血灌注,废用的筋肉重新恢复正常。

现代医学研究认为,面瘫多为面神经的无菌性炎症,火针法可以通过提高机体免疫力,促进面神经炎的恢复。火针法点刺面部穴位,可以加速局部新陈代谢与血液循环,改善面部肌肉组织供血,加快面神经炎症的吸收,促进面神经修复。

[适应证] 风寒型面瘫患者。

[施术部位] 患侧取阳白、丝竹空、四白、迎香、地仓、颊车、下关;腹部取任脉穴中脘、下脘、气海、关元;背部取督脉穴大椎、身柱、至阳、筋缩、命门、腰阳关。

[操作方法] 嘱患者先取俯卧位,常规消毒督脉穴,医者以刺手拇、食指持中火针针柄,压手持止血钳夹持点燃的酒精棉球,将针加热至通红,对准背部督脉穴位迅速点刺,并立即出针。嘱患者再取仰卧位,选用细火针烧至通红后,稍加停顿,采用速刺法,散刺患侧选穴,点刺任脉选穴,针后用消毒干棉球按压针孔片刻,以防出血。火针治疗后,行针处 24 小时内禁止洗浴、碰水。每周治疗 2 次,10 次为一个疗程。

[注意事项]

(1)施术时注意安全,防止烧伤等异常情况。

(2)针刺要避开动脉及神经干,勿损伤内脏和重要器官。

(3)施术后针孔局部若出现微红、灼热、轻度疼痛、瘙痒等表现,属正常现象,可不作处理。

(4)孕妇、产妇及婴幼儿慎用;糖尿病患者、瘢痕体质或过敏体质者慎用;精神过度紧张、饥饿、疲劳的患者不宜用。

(5)严重内脏疾病或体质虚弱不能耐受火针治疗者;施术部位有皮肤感染、深部有脓肿及全身急性感染性疾病者;施术部位有重要神经、血管而施术时无法避开者;不明原因的肿块部位及凝血机制障碍患者;恶性肿瘤患者,不宜使用本法。

[按语] 早在《黄帝内经》时期中医就对火针有了较为系统的认识,包括火针的名称、刺法、适应证、禁忌证等。历代医家不断完善火针的制作材料及操作方法,其治疗范围也日益扩大,被应用到临床各科疾病的治疗中,但受制作工艺相对落后等因素的限制,火针疗法在当时仍存在一定的治疗禁忌。传统观点认为颜面处禁用火针,《针灸大成·火针》中有"人身诸处,皆可行火针,惟面上忌之"的论述,高武亦认为"人身诸处皆可行针,面上忌之",此观点主要由于古代火针较粗,且制作工艺较为粗糙,如用于颜面部恐留瘢痕;面部神经、血管丰富,火针操作易致疼痛、出血,患者接

受度及依从性较低。

然而贺普仁认为颜面部并非绝对禁用火针,在恰当的针具、针法条件下,可以将火针应用于面部疾病的治疗,实际应用时可"辨证选针",如选用细火针浅刺治疗面痛、面瘫、面肌痉挛等病,取多头火针祛除颜面部斑、痣。贺普仁根据"病多气滞,法用三通"思想,创立了"贺氏针灸三通法"的针灸体系,其中,火针疗法是"温通法"的内容,火针具有针和灸的双重作用,一方面有针体的刺激作用,一方面有灸的温热效应。火针法利用对面部穴位及任、督脉腧穴的温热刺激作用,达到扶助阳气、温通经脉、活血行气等功效,能有效治疗面瘫。在此思想指导下,贺普仁改良了火针的针具,应用高强度钨钢合金制作火针,调整了火针的针形及直径,使其作用于面部而不留瘢痕,扩大了火针的施术区域及适应证,为火针治疗面瘫开辟了路径。

八、芒针法

芒针疗法是用芒针针刺一定的经络或腧穴以治疗疾病的方法。芒针由古代"九针"中的"长针"发展而来,用较细而富有弹性的不锈钢丝制成,因形状细长如麦芒,故称为芒针。

在疾病治疗上,芒针能够深入机体深层,祛除邪气,治疗深部和顽固性疾病,对神经系统疾病有良好的疗效;在选穴上,芒针常可一针多穴,减少选穴数量;在刺激量上,芒针进针深度较毫针更深,可以提高针感强度,加快得气速度,从而加大刺激量,提高疗效。

面瘫的病理改变主要是面神经的水肿和脱髓鞘病变。因此治疗本病的关键是减轻面神经的神经元损伤和炎性反应。研究发现相比于常规针刺,芒针透刺法一方面可显著提高患侧表面肌电信号的肌电值,提高面部神经肌肉的兴奋性,加速面部神经的电生理活动,从而帮助神经及所支配的肌肉的恢复;另一方面通过激光散斑血流成像技术发现芒针透刺法对局部血流的灌注有明显的改善,通过加速面部血液循环促进面神经水肿和炎性物质吸收,帮助修复受损的神经元。此外,研究还发现芒针透刺法可改善针刺部位肌纤维收缩,通过良性刺激改善局部肌肉的张力,从而改善面瘫的临床症状。

[适应证] 适用于面瘫恢复期、后遗症期。

[施术部位] 取穴以患侧面部穴位为主。颊车透地仓、迎香透印堂、四白透地仓、承浆透颊车、丝竹空透率谷、阳白透鱼腰。远端取合谷透劳宫、足三里直刺。

[操作方法] 芒针的操作分为 3 个步骤：针刺前准备、进针、行针。

针刺前准备：进针前，与患者沟通，避免患者出现过度紧张的情绪；患者仰卧位；严格消毒，用无菌棉签或者棉球蘸取 75% 乙醇于医者手指和施术部位皮肤进行消毒。

进针：采样双手夹持进针法。刺手持针柄下端，押手的拇、食两指用消毒干棉球捏住针体下段以固定针体，露出针尖，将针尖对准穴位，针尖与皮肤表面约呈 15°角，当针尖接近皮肤时，利用指力和腕力，压捻结合，双手同时用力迅速将针穿透表皮刺入皮下。根据不同穴位，缓慢运针将针刺至所需深度。

行针：分为透刺法与滞针提拉法。

透刺法：迎香透印堂穴，迎香穴朝印堂穴方向平刺 20～25 mm，印堂穴向下平刺 20～25 mm；阳白透鱼腰平刺 20～25 mm；颊车透地仓、四白透地仓、承浆透颊车、丝竹空透率谷诸穴均平刺 40～50 mm。以患者耐受为度，采用平补平泻手法，得气后留 30 分钟。隔天一次。

滞针提拉法：颊车透地仓、四白透地仓、阳白透鱼腰 3 组腧穴采用滞针法，先朝单方向捻转，使肌肉纤维缠绕针身，针下感觉非常沉重紧涩，然后采用提拉法，有节律地一搓一提将面部肌肉往上提拉，均匀操作 2 分钟，休息 5 分钟，再继续操作 3 次，使面部肌肉产生运动，强度为患者能够接受为宜。取针时要沿着相反方向缓慢捻回，至针下松解，即可将针缓慢退出，再用干棉球按压针孔，切勿用力拽拉而出。

[注意事项]

(1) 选择合适型号的芒针，所选芒针针体应光滑、针尖端正不偏，光洁度高，尖中带圆。

(2) 进针时必须缓慢，切忌快速提插手法，以免造成损伤血管、神经等。出针时应缓慢将针退至皮肤表层,再轻轻抽出,边退针边揉按针刺部位,以减轻疼痛。如出针后有血液溢出,应迅速以干棉球按压针孔,直至停止出血为止。

(3) 对于初次接受芒针治疗的患者,应进行耐心的介绍,避免患者感到惊惧,并注意手法宜轻,取穴宜少。嘱咐患者进针后不要移动体位。

(4) 在治疗过程中,医生应密切观察患者的反应,确保治疗的安全性。

(5) 过饥或过饱的患者、年老体弱的患者、孕妇、儿童、难以配合治疗的患者不宜使用本法。

[按语] 中医学认为面瘫发病机制主要与正气不足、营卫俱虚、络脉空虚有关。芒针治疗面瘫由来已久,元代王国瑞在《扁鹊神应针灸玉龙经·玉龙歌》中有"地仓连颊车"的记录。芒针疗法遵循经络理论,一般适用于普通毫针难以取得显著疗效且必须用长针深刺的疾病,具有"针少力雄"的特点。通过深刺面部特定穴位,由点到线的逐步扩展,再由线到面的全面覆盖,疏散风邪,使经气贯通,气血旺盛,阴阳调和,加强了不同经络之间的相互联系,以及经络与内在脏腑之间的相互作用达到治疗面瘫的效果。

[临床研究] 透刺结合滞针提拉法治疗顽固性面瘫的疗效观察

该研究采用透刺结合滞针提拉法治疗顽固性面瘫 30 例,与常规针刺法 30 例进行对比。结果显示,治疗 3 周后,透刺结合滞针提拉法在 H-B 面神经功能分级评价、面神经功能评分、社会功能评分方面,优于常规针刺法。通过本次临床研究表明,透刺结合滞针提拉法治疗面瘫具有一定的优势,并在临床研究过程中,并未发现明显的不良反应,具有安全性。

第四节　腧穴特种疗法

一、穴位敷贴法

穴位敷贴法是指在某些穴位上敷贴药物,通过药物和腧穴的共同作用以治疗疾病的一种方法。穴位敷贴的特点在于具有双重治疗作用,既有穴位刺激作用,又可通过皮肤组织对药物有效成分的吸收,发挥明显的药理效应。

治疗面瘫穴位敷贴,多用马钱子等中药。马钱子,《本草纲目》记载其"状似马之连钱,故名马钱",又称为番木鳖。性味苦寒,有毒,具有通络散结、消肿止痛作用。《中药大辞典》言马钱子散血热,消肿,止痛……并治面神经麻痹,重症肌无力。《医学衷中参西录》言马钱子"其毒甚烈,开通经络。透达关节之力,实远胜于它药也",外用则可避免其肝肾毒副作用。

［适应证］面瘫急性期、恢复期、慢性期均可应用,出现面肌联动、面肌痉挛的后遗症症状时不宜使用。

［施术部位］翳风、牵正、太阳,可酌情加选阳白、地仓、夹承浆等患侧穴位。

［操作方法］

1. **急性期(发病7天以内)**

材料:马钱子1号方。

方法:将马钱子研成末,用温水调成糊状,置于1.5 cm×1.5 cm见方的透气胶布上后,根据患者病情,选取5～6个面部穴位,将药物贴敷于穴位处,最长保留24小时揭去。隔日1次。

2. **恢复期(8天至60天)**

材料:马钱子2号方。

方法:将马钱子、川芎、莪术、延胡索等分研成末,用温水调成糊状,置于2 cm×2 cm见方的胶布上后,将药物贴敷于上述穴位处,保留24小时后揭去。隔日1次。

3. **慢性期(61天至4个月)**

材料:马钱子3号方。

方法:将马钱子、僵蚕、丹参、郁金等分研成末,用温水调成糊状,置于2 cm×2 cm见方的胶布上后,根据患者病情,选取5个面部穴位,将药物贴敷于穴位处,保留24小时后揭去。隔天1次。

［注意事项］

（1）若敷贴处的皮肤出疱或对胶布过敏者，应及时取下敷贴药物，并外涂皮肤科用药。

（2）敷贴部位有创伤、溃疡者禁用。

（3）敷贴药物后注意局部防水。

［按语］临床报道中马钱子常用于治疗面瘫、重症肌无力、药物所致的周围神经病变等，这是因为马钱子的主要有效成分是马钱子碱和士的宁，有兴奋中枢系统的作用。而马钱子的抗炎消肿作用主要是因为马钱子碱能抑制 5-羟色胺、血栓素、6-酮-前列环素 F2α 等炎症介质的释放，进而抑制因炎症刺激导致的毛细血管通透性，减轻肿胀状态。

［临床研究］马钱子散外敷辅治难治性面瘫疗效观察

该研究采用马钱子散外敷辅助电针和隔姜灸治疗难治性面瘫 120 例，与仅用电针和隔姜灸治疗进行对比。结果显示面神经功能（H-B）、躯体功能（FDIP）及面神经评定（Sunnybrook）改善程度均较对照组有显著性差异。提示马钱子散外敷辅治难治性面瘫疗效显著且无不良反应。

二、穴位注射法

穴位注射又称"水针"，是将小剂量药液注入穴位，以发挥其治疗作用的方法。穴位注射是在针刺疗法和西医学封闭疗法相结合的基础上发展而来的。它将针刺刺激与穴位药理有机地结合起来，发挥协同效应，以提高疗效，是中西医结合的创新疗法。

穴位注射疗法可发挥针刺和药物的协同作用以调理脏腑，调和阴阳，治疗疾病，具有一定的趋向性、靶病性、归经性，同时可以放大药物的药理效应。本法具有操作简便、用药量小、适应证广、作用迅速等优点。

［适应证］本法适用于面瘫恢复期、慢性期或顽固性面瘫患者。

［施术部位］可根据"腧穴所在，主治所在""经络所过，主治所及"的规律处方原则取穴。选穴宜少而精，以 1～2 个腧穴为宜，最多不超过 4 个腧穴。主穴：合谷、翳风、颊车、地仓随症加减。

［操作方法］

（1）注射用具：一般面部使用 1 mL、2 mL 一次性注射器。

（2）常用药液有三类：① 活血化瘀类药物：红花注射液、复方丹参注射液、当归注射液、川芎注射液等。② 营养神经类药物：维生素 B_1、维生素 B_{12} 注射液、甲钴胺注射液、腺苷钴胺注射液等。③ 其他常用药物：如鼠神经生长因子、泼尼松等。

可以单独使用，也可以搭配应用，如注射维生素 B_1 100 mg 单独使用，维生素 B_{12} 100 μg 单独使用，腺苷钴胺 1.5 mg＋注射用水 2 mL 单独使用。鼠神经生长因子 30 μg＋甲钴胺 0.5 mg＋维生素 B_1 200 mg，配制成约 5 mL 后，搭配注射。

（3）操作过程

进针：进针前先揣穴，用手指按压、揣摸或循切的方式探索穴位。局部皮肤常规消毒后，将针头迅速刺入患者穴位处皮肤。然后慢慢推进或上下提插，待针下有得气感后，回抽一下，若回抽无血，即可将药推入，并随时观察患者的反应。

推药：一般使用中等速度推入药物。如果注射药物较多时，可以将注射针由深部逐渐退后至浅层，边退针边推药，或将注射器变换不同的方向进行穴位注射。

出针：注射后缓慢出针，并用无菌棉签或无菌棉球压迫 1～2 分钟。不同部位每穴每次常规注射量：头面部穴位 0.1～0.5 mL，四肢部穴位 1～2 mL。

疗程：每天或隔天注射 1 次，治疗后反应强烈者也可以间隔 2～3 天注射 1 次。所选腧穴可分组交替使用。10 次为 1 个疗程，休息 5～7 天后再进行下一个疗程的治疗。

［注意事项］

（1）严格遵守无菌操作规则，防止感染。

（2）应向患者说明本疗法的特点和注射后的正常反应。如注射局部会出现酸胀感、4～8 小时内局部有轻度不适，或不适感持续较长时间，但是一般不超过 1 天。

（3）注意药物的性能、药理作用、剂量、配伍禁忌及毒副作用。要注意药物的有效期，并注意检查药液有无沉淀变质等情况，如已变质即应停止使用。

（4）出现过敏反应的，立即停药。初次注射者，注射部位不宜过多。

（5）应避免针伤神经。如针尖触到神经，有触电样的感觉，及时退针，更不可盲目地反复提插。

（6）穴位注射过程中，可能会出现局部肿块，可予湿毛巾热敷，或TDP照射，以促进药液吸收。

（7）年老体弱及初次接受治疗者，体位最好取卧位，注射部位不宜过多，药量也可酌情减少，以免晕针。

［按语］穴位注射疗法因其具有良好的药物亲和性，可直接通过穴位附近存在的生物学制动点或神经化学末梢等作用于靶器官，并通过耦合压力的改变，使药物在转运途中的消耗和扩散减少。因此，病位局部的药量和浓度相对较高。

此外，穴位注射还可以对神经系统产生作用，解剖学发现穴位附近存在丰富的毛细血管、神经末梢，药物存留在腧穴附近对腧穴产生的刺激可以通过神经传递至大脑相应区域从而治疗疾病。

［临床研究］针刺结合穴位注射维生素 B_{12} 治疗顽固性周围性面瘫临床观察

该研究采用针刺结合穴位注射维生素 B_{12} 治疗顽固性周围性面瘫84例，与常规针刺治疗进行对比。结果显示治疗组在总有效率、中医证候积分、后遗症发生率均较对照组有显著性差异。提示针刺结合穴位注射维生素 B_{12} 应用于顽固性周围性面瘫患者治疗中，可以提高临床疗效，降低中医证候积分及后遗症发生率。

三、穴位埋线法

穴位埋线法是运用特殊针具将医用羊肠线或其他可吸收线埋入穴位内，利用线体对穴位的持续刺激作用，激发经气，调和气血，以防治疾病的方法。穴位埋线根据病症特点，辨证论治，取穴配方，发挥针刺、经穴和

"线"的综合作用,具有刺激性强,疗效持久的特点。

现代医学研究发现穴位埋线法可促进面瘫患者神经生长因子(NGF)和胶质细胞源性神经营养因子(GDNF)的分泌,从而促进面神经康复。此外,羊肠线作为一种异体蛋白,可以诱导人体产生变态反应,使淋巴组织致敏,配合抗体、巨噬细胞来破坏、分解、液化羊肠线,使之分解为多肽、氨基酸等,羊肠线在体内软化、分解、液化吸收,对穴位产生的生理及生物化学刺激可长达 20 天或更长。

[适应证]面瘫恢复期、慢性期、后遗症期(气血亏虚证)非痉挛型患者。

[施术部位]取穴方法包括辨病取穴和辨证配穴。

1. 辨病取穴

主穴:地仓、颊车、合谷、足三里、翳风。配穴:额纹消失者,配阳白;颏唇沟歪斜者,配夹承浆;流泪者,配承泣;人中沟歪者,配水沟;听觉过敏者,配听宫、中渚。

2. 辨证配穴

风寒袭络证,加风池、大椎、列缺;风热中络证,加曲池、外关、大椎;风痰阻络证,加风池、丰隆、足三里;气血不足证,加足三里、三阴交、脾俞。

[操作方法]可吸收线材料选择:PDS线或羊肠线。PDS线是一种可吸收性外科缝线,全称为 Polydioxanone(聚对二氧环己酮)缝线,是一种特殊的医用缝线,能够被人体自然降解和吸收,因其安全有效,已在临床广泛使用。

准备材料:9 号穴位埋线针,2-0 可吸收缝合线,碘伏棉签,一次性穴位埋线包,创可贴若干。

埋线频次:一般要求是 10~14 天治疗 1 次。

操作方法:患者取仰卧位或俯卧位,医者对针点严格消毒,手术时戴无菌手套、铺洞巾,用镊子取一段线,装入埋线针管前段,接针芯,用左手拇指与食指捏紧穴位皮肤,右手将针刺入合适深度,当患者出现针感后,边向内缓慢推针芯,边向外拔出针管,将线埋植在相应穴位的皮下组织或肌层内,结束后用消毒棉球按压针孔,直至针孔不再出血。

例:将穿插有2-0可吸收缝合线的9号埋线针以阳白穴为进针点,分别为阳白透攒竹,阳白透鱼腰,阳白透丝竹空,针尖达到对应穴位后旋转退针;再以承泣、颧髎、颊车为进针点,分别采取承泣透地仓,颧髎透地仓,颊车透地仓进行透穴埋线。

[注意事项]

(1)严格无菌操作,防止感染。线不可暴露在皮肤外面。埋线时操作要轻、准,防止断针。术后患者24小时内尽量不要沾水,避免术口感染。

(2)根据不同部位,掌握埋线的深度,不要伤及大血管和神经干,以免造成功能障碍和疼痛。

(3)皮肤局部有感染或有溃疡时不宜埋线。过敏体质者及疤痕体质者、肺结核活动期、骨结核、严重心脏病或妊娠期等均不宜使用本法。

(4)有出血倾向的患者慎用埋线疗法。由糖尿病及其他各种疾病导致皮肤和皮下组织吸收和修复功能障碍者忌用埋线疗法。

(5)在同一个穴位上做多次治疗时应偏离前次治疗的部位,并需间隔2周以上。

(6)精神紧张、过劳或者过饥者,禁用或慎用埋线,避免晕针现象发生。若发生晕针应立即停止治疗,按照晕针处理。

(7)术后局部出现轻度红肿、热痛或轻度发热,均属于正常现象,不需要处理,一般多在4～72小时自行消失。若出现高热或局部剧痛、红肿、瘙痒、出血、感染、功能障碍者(感觉神经、运动神经损伤),应及时做局部热敷、抗感染、抗过敏等相应处理,严重者应及时抽出羊肠线,并给予对症处理。

(8)1周内不能进食腥、辣、海鲜等刺激性的食物。

(9)面部埋线要选择肌肉相对丰厚处,线宜稍短。

[按语]中医学认为埋线疗法是在中医理论指导下的结合留针和埋针的一种穴位刺激疗法。可吸收线在穴内软化、分解、液化、吸收的过程会对穴位产生持久地刺激,使之经络流通,气血调和;同时还刺激到面神经主要分支的分布区,改善了面部血液循环,增强神经组织营养物质和肌肉

的紧张度,从而加速面神经功能的恢复。

研究表明通过在特定穴位埋入可吸收线可诱导产生物理刺激和化学刺激。物理刺激是指可吸收线埋入相应穴位后经皮层、浅表肌肉、经络系统引起疼痛刺激,达到激活经络系统,为肌肉和周围神经提供营养,增强细胞免疫力的效果;化学刺激是指埋线引起的组织损伤可诱导无菌性炎症反应发生,并以此促进组织再生。

[临床研究]穴位埋线治疗周围性面神经炎临床观察

该研究选择 90 例周围性面神经炎患者,随机分为观察组(穴位埋线＋常规西医治疗,45 例)和对照组(常规西医治疗,45 例)。结果显示,观察组总有效 93.33％(42/45)较对照组 77.78％(35/45)高;观察组治疗后 FDI 量表躯体功能部分得分较对照组高,社会功能部分 FDI 得分较对照组低;观察组治疗后 FaCE 量表总分及各部分得分较对照组高;观察组治疗后神经生长因子(NGF)和胶质细胞源性神经营养因子(GDNF)浓度均较对照组高。穴位埋线法能通过促进周围性面神经炎患者的神经因子生成达到改善面部功能的效果,并有助于提高患者生活质量,疗效确切。

四、穴位磁疗法

穴位磁疗法是运用磁场作用于人体的经络腧穴,以防治疾病的一种方法,简称磁疗,具有镇静、止痛、消肿、消炎、降压等作用。

穴位磁疗既吸收了中医学腧穴作为治疗点,又在物理疗法中开辟了一条新的治疗途径,是一种中西并用的理疗方法。具有安全有效、适应证广泛、经济简便、容易掌握等特点。

现代医学研究表明,构成生命体的基本物质是蛋白质、核酸、核蛋白,这些物质的最基本单位是原子,原子具有磁性,所以人体就是一个磁源,磁电过程是生命现象中的一个主要基本过程。现代对穴位的研究也表明人体经穴具有电磁性,是磁场的聚焦点,经络则是电磁传导的通道。当人体患病时,机体生物电流紊乱,体内磁场失衡。此时若施以穴位磁疗,即可通过经穴直接调整内磁场以磁化血液、活化细胞、激发人体经络信号的能量使其迅速恢复传递,从而达到疏通经脉、调整机体气血平衡,祛邪外出而达到治疗目的。

治疗面瘫时穴位磁疗法又可分为直接贴敷法、磁电法。

(一) 直接贴敷法

磁疗材料：小号磁片(直径<10 mm,厚度2～4 mm),从应用情况看以锶铁氧体较好,不易退磁,表面磁场强度可达0.1 T左右。

磁疗剂量：选择小剂量(即敷贴人体各个磁片的磁场强度的总和≤0.4T)。

技术一

[适应证] 本法适用于面瘫各期。

[施术部位] 翳风、阳白、四白、颊车、下关、地仓、太阳、丝竹空、牵正、承浆、合谷。

[操作方法] 操作：选择小号磁片贴敷于穴位,采用间断贴敷法,晚上敷贴磁片,白天去磁。每次取3～4个穴位,3～5天左右交换1次穴位。

技术二

[适应证] 本法适用于面瘫各期。

[施术部位] 地仓配颊车、下关配翳风、阳白配瞳子髎、迎香配四白四组穴位。

[操作方法] 选择小号磁片贴敷于穴位,采取异名极并置法,按照南补北泻的磁性特点,平补平泻。采用连续贴敷法,每天2组,隔天交替。

(二) 磁电法

磁电法具有磁场和电流的双重作用,利用脉冲电流,将磁片的一极与脉冲电疗机输出导线端相连,另一极贴敷于穴位。

[适应证] 适用于面瘫恢复期。

[施术部位] 颊车、下关、地仓、翳风、攒竹、阳白、四白、丝竹空、太阳、牵正、迎香、承浆、合谷。

[操作方法] 运用磁电治疗机,每次选用2～4个穴位。如抬眉困难用阳白,闭口露睛用太阳,鼻唇沟浅平用迎香,口角下垂用地仓。每次通电治疗15～20分钟,每天或隔天治疗1次。电流强度大小根据患者的耐受力进行相应调节。

[注意事项]

（1）为防止破裂或退磁，磁片不能大力碰击；保存磁片时注意根据不同磁场强度分开存放；勿用高温消毒，可用 75％乙醇消毒。磁片经长时间使用而退磁时，可充磁后再用。

（2）使用磁疗机应注意遵照医生指导或按说明书的保存、维护方法操作。

（3）磁疗过程中如出现心慌、心悸、恶心、呕吐、一时性呼吸困难、嗜睡、乏力、头晕、低热等不良反应时应停止治疗。

（4）平时白细胞计数较低者，应在磁疗过程中定期复查血象。当白细胞计数较前更为减少时，应停止治疗。

（5）采用敷贴磁疗法时如出现皮肤过敏应停止治疗。

（6）白细胞计数在 $4.0×10^9/L$ 以下者；严重器质性疾病及血液病、急性传染病、高热或体质极度虚弱等；孕妇下腹部；皮肤破溃、出血处；磁疗后副作用明显者均禁用本法。

（7）磁片不要接近手表，以免手表被磁化。

[按语]磁疗自古有之，古医籍中有大量记载历代医家利用天然磁石不仅可入丸散膏丹内服，也可研末外敷，具有平肝潜阳、聪耳明目等疗效。20 世纪 60 年代初，应用人工磁场治病在我国兴起，至 70 年代，利用高科技的磁性材料及磁疗器具，在中医经络腧穴理论的指导下，通过磁力刺激穴位用，以预防和治疗疾病的现代磁疗技术的研究和应用取得重大突破。

临床研究发现，磁效应可引起人体神经、体液代谢等一系列变化。用穴位磁疗法治疗面瘫，能促进细胞代谢、活化细胞，使红细胞体积增大、毛细血管扩张，促进局部微循环，从而改善面神经供血、供氧。促进面瘫的恢复。

[临床研究]温针灸、磁疗结合穴位注射治疗周围性面瘫 120 例

该研究运用温针灸、磁疗结合穴位注射治疗周围性面瘫 120 例。结果显示，120 例中痊愈 98 例，显效 15 例，有效 4 例，无效 3 例，总有效率97.4％。提示温针灸、磁疗结合穴位注射治疗周围性面瘫有良好的疗效。可通过刺激穴位，激发经络之气，促进气血运行，散瘀通络，调和营卫，使脉络充盈，肌肉经筋得以滋养，颊筋通利，疾病可愈。

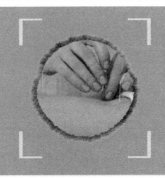

第四章

面瘫的调护及预防

当面部神经受外界刺激后发生炎症、水肿而失去功能，导致面部肌群在短时间内出现功能障碍，表现为患侧无法完成抬眉、闭眼、耸鼻、呲牙、吹哨等动作，这不仅改变了患者的外貌，还严重影响了面部表情的自然表达。这种突然的变化给患者的日常生活、工作、学习和社会交往带来了显著的不便，常常伴随着焦虑、抑郁和情绪低落等心理反应。

此外，由于治疗周期长和治疗措施的重复性，一些患者可能因心理状态不佳而中断治疗，导致预后不佳。因此，科学的康复计划和完善的护理措施显得尤为关键，可以帮助患者坚定治疗信念，促进面瘫的恢复。

康复训练以诱发患者的主动运动为目的，通常在患者接受指导后自行训练，是患者功能恢复的一种不可或缺的治疗手段。面瘫患者的康复目标是恢复面部对称性、面部肌肉的自主控制，并抑制异常的联带运动（口眼联带运动）。

第一节 表情肌功能锻炼方法

面肌的位置浅表且大多起自颅骨,直接固着于皮肤,当其收缩时,能直接引起皮肤的运动,进而形成丰富的表情,故面肌又称表情肌。表情肌功能锻炼主要通过进行徒手功能训练改善肌肉及筋膜的弹性及张力,使瘫痪的肌肉本体感受器受到刺激加快功能重建。包括被动手法训练和主动功能锻炼。

被动手法训练可以改善神经系统的功能活性,防止瘢痕形成,减少神经变性,从而促进周围神经再生;主动功能锻炼可以诱导正确的主动运动、提高肌力及并抑制异常的联带运动。

表情肌功能锻炼多作为辅助疗法,锻炼的方法有:按摩面颊部肌肉;指导患者对有问题的肌肉进行拉伸及指导患者对着镜子练习抬眉、耸鼻、示齿等面部活动动作;在训练后指导患者放松。

一、面部按摩

每日对面部肌肉进行按摩或牵拉锻炼,可以促进血液循环,延缓肌萎缩,争取神经功能的早日康复。具体方法如下:先将手掌相对,用力搓动,由慢而快,30～40 次,以搓热为度。手掌搓热后,立即改搓面部,先从健侧开始,经额到患侧面部,再经下颌部搓回健侧,如此为一周,从健侧搓到患侧方向轻轻搓揉 10 余周,再从患侧到健侧方向轻轻搓揉 10 余周。每天多次。

二、表情肌功能的训练

1. 额部

(1)皱眉:患者单手以食指轻置于眉心,用力皱眉,有节律地一皱一松。如完全不能运动可用手适当协助,对其拮抗时,可以在眉的内侧角处加一相反的力。

(2)抬眉:患者双手食指分别轻轻放置两侧眉弓上,用力抬眉,如完全不能运动可用手适当协助,拮抗时可以在眉毛上面的中部施力。

2. 眼部

(1)用力紧闭眼,如不能完全闭合,可用手指力量帮助,拮抗时,在眼睑处施以微力。

(2)紧闭眼与轻闭眼交替进行,每个动作可持续2秒。

(3)如感觉疲倦,可用指腹沿着眼眶上下缘轻轻地按摩。

3. 鼻部

(1)尽量扩大鼻孔,似不能呼吸样。

(2)尽量缩小鼻孔,似遇到难闻气息样。

(3)双手食指放在鼻的两侧,帮助皱鼻,在鼻根处形成皱纹。

4. 唇部

(1)用手指压住嘴两边,前伸嘴唇,像是在发"u:"音。

(2)用手指压住嘴两边,后拉嘴唇,像是在发"i:"音。

(3)运动上唇,作显露上牙龈状,力量不足时,可以用手指轻轻地抬起上唇和鼻底之间的皮肤,协助运动;拮抗时,用手指从鼻底向唇方压黏膜。

(4)运动下唇,作显露下牙龈状,此时可感到颏部肌的紧张,力量不足时,可以用手指轻轻地下压下颌区皮肤以协助运动;拮抗时,用手指从颏部向唇方压皮肤。

(5)两唇之间衔一物,然后试着移动它。

(6)作微笑状,口角向两侧同时用力,避免只向一侧,可适当用手辅助。

(7)鼓腮训练,鼓腮漏气时,用手上、下夹住患侧口角进行训练。

5. 口腔

(1)舌尖上下左右移动、缠绕等动作,提高口腔内肌肉的协调性与精细运动能力。

(2)咀嚼食物、咬合运动,以增强咀嚼肌的力量与耐力,一般可选择口香糖进行咀嚼。

以上面肌动作,患者可面对着镜子进行训练,在清晰地看到自己的表情时,逐渐学会控制面部肌肉,从而加强神经肌肉连接,提高面部表情的灵活性与自然度,有助于恢复面部功能,增强自信心,改善社交互动。

三、注意事项

医者应当注意:

(1)向患者说明面部神经、表情肌解剖,以及神经损伤后疾病发生、发展过程,使患者对其所患疾病有正确的认识。

(2)结合患者损伤情况,制订切实可行的训练计划,同时使患者了解表情肌功能训练对其疾病恢复的训练要点和意义。

(3)尽早让患者进行训练,训练开始时从容易的动作做起,由医生指导,不会做的动作可以从健侧学起,反复练习。

(4)嘱其家属协助患者训练,并要求患者每日 2～4 次对镜练习,长期坚持。如有病情变化,随时复诊。

(5)破坏连带运动。面瘫后期每次眨眼均会出现同侧口唇周围肌肉同时抽动的现象。可以通过缩唇的同时嘱患者放松眼裂或者张大眼裂来引导患侧口眼之间的分离运动。

患者应当注意:

(1)每个动作可以重复 4～5 次为 1 组。注意每天用较短的时间进行训练多组,要比用较长时间训练一次,效果好得多。

(2)要选择较为安静的环境,以便集中注意力,全身心投入训练。

(3)要对着镜子或在家人的帮助下进行,并定期复查,在有经验的医师指导下训练,以便于正确训练模式的建立和及时调整治疗方案。

(4)每次训练时,动作均要做到最大限度,有时可能看不到面肌的明显运动,但同样对面肌有训练作用。

(5)尽量使两侧运动协调,即在训练患侧肌的同时,尽量放松健侧,以保持两侧肌力量的平衡。

(6)对力量弱的肌,要用手指帮助它达到正常的位置并停留一段时间。当面肌可以运动时,应该施以一个轻微的拮抗力,阻碍该肌的运动,达到增强肌力量的目的。

附:表情肌训练操

面瘫患者表情肌训练操

微信扫一扫
手机在线观看

第 1 节　抬眉皱眉紧闭眼

(1)抬眉:双手分别轻轻放在两侧眉弓,用力抬眉,如完全不能运动可用手适当协助。

(2)皱眉:单手以食指轻置于眉心,即印堂穴位置,用力皱眉,有节律地一皱一松。

(3)睁眼闭眼:先双眼同时快速眨眼,10 次后用力睁大双眼、紧闭双眼,注意运动至极限时保持停顿 2 秒。如感觉疲倦可用指腹沿着眼眶上下缘轻轻地按摩。

第 1 节可训练到的肌群包括额肌、眼周肌。

第 2 节　皱鼻煽鼻牵上唇

(1)皱鼻:用力皱鼻使鼻梁两侧肌肤向上形成皱褶,若不会耸鼻运动,可用一手食指放在鼻根处,另一手指放在鼻翼上方,两手同时相对运动帮助皱鼻训练。

(2)煽鼻:用鼻子急促呼吸而煽动鼻翼。

(3)牵拉上唇:双手食指分别轻置于两侧鼻翼下方人中旁的皮肤上,用力煽动鼻翼的同时上唇向上运动。

第 2 节可训练到的肌群包括鼻肌、颊肌、口周肌群。

第 3 节　噘嘴呲牙频鼓腮

(1)噘嘴:用力收缩口唇并向前努嘴。

(2)呲牙:用力将口角向两侧同时咧开,运动至极限时保持停顿 2 秒,然后放松。

(3)高频鼓腮:紧闭口唇,快速鼓腮,类似漱口。若出现鼓腮漏气,用手捏住漏气一侧的上下唇再进行训练。

第 3 节可训练到的肌群包括口周肌、颊肌群。

第 4 节　搓热掌心暖耳后

双手掌心相对,来回快速搓动至掌心发热,以发热的掌心沿口角至耳后方向单向揉搓,然后按揉两侧耳后翳风穴。

第4节,耳后翳风穴深层为面神经干从茎乳突穿出处,另外通过揉搓口角至耳后方向,可以刺激到颈支支配的颈阔肌。(图4-1、图4-2)

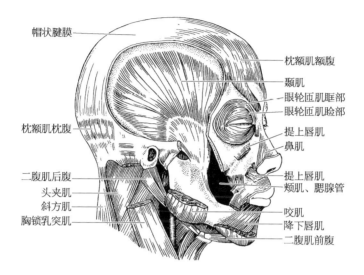

图4-1 头肌(侧面观)

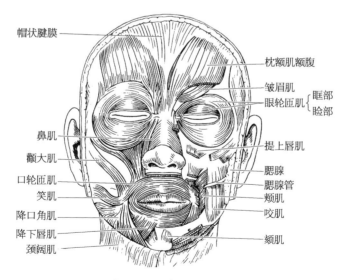

图4-2 头肌(正面观)

以上表情肌训练操,建议每天训练2次,早、晚各一次,每个动作做10次。

第二节 面瘫的护理

俗话说"三分治疗,七分护理"。合适的护理措施可以减缓面瘫急性期病情发展的速度,促进面瘫恢复期病情的康复,还有助于预防并发症的发生。

1. 环境适宜

保持房间舒适、整洁,督促患者生活有规律,保证充足的睡眠时间,以促进神经功能的恢复。

2. 心理护理

面瘫多为突然起病,容易引发患者的紧张、焦虑、恐惧的情绪,患者可能因面容改变而羞于见人,担心治疗效果不佳而夜不能寐。在这种情况下,需要根据患者的具体心理状况,耐心地进行解释和提供安慰,客观的分析病情、告知治疗周期及判断预后,帮助他们缓解紧张情绪。这样,患者可以更积极地参与治疗和护理过程,从而提高治疗效果。

3. 饮食清淡

建议面瘫患者在日常生活中,应多食新鲜蔬菜和粗粮。进食时食物放在患侧颊部,细嚼慢咽,促进患侧肌肉被动锻炼。在营养选择及饮食宜忌上可以参照如下进行。

(1) 补充钙:钙不仅对骨骼和智力有益,还能促进肌肉及神经功能恢复。由于面瘫是面神经传导障碍而导致肌肉瘫痪,所以补钙很重要。排骨、深绿色蔬菜、蛋黄、海带、芝麻、水果、胡萝卜、西瓜、奶制品等都富含钙质,应适当摄入。

(2) 维生素B族元素:维生素B族在人体内扮演着多种重要角色,帮助身体将碳水化合物转化为能量,对肌肉和神经细胞的能量供应至关重要。香菜、番茄、冬瓜、黄瓜、木瓜、苹果、菠萝、梨、桃、西瓜、杏、柿子、葡萄等富含维生素B族,应适当选用。

（3）面瘫不宜食物：面瘫急性期，疾病有个渐进加重的过程，建议忌食海鲜，忌饮酒。治疗过程中不宜吃辛辣油腻食物。辛辣食物如辣椒、花椒、大葱、大蒜等，这类食物辛温燥热，易化火伤阴。油腻食物如肥肉、油煎、油炸食品、年糕、糍粑等，这些食物质性黏腻，不易消化，容易助湿生痰，故不宜过多食用。

4. 眼睛保护

面瘫后由于眼睑不能闭合，瞬目动作及角膜反射消失，角膜长期外露，易导致眼内感染，损害角膜，因此眼睛的保护非常重要。应减少用眼，少看手机、电视、电脑，外出时戴墨镜避光，同时滴一些有润滑、消炎、营养作用的眼药水或涂眼药膏，睡觉时可戴眼罩或盖一块清洁纱布保护。

5. 局部护理

热敷面部，每天 2～3 次，并于早晚自行按摩患侧，按摩时力度要适宜，只要患侧面肌能有些许恢复，就可自行对镜子做皱眉、闭眼、吹口哨、示齿等动作。

6. 面部保暖

用温水洗脸、刷牙。睡眠时勿靠近窗边。外出时穿带帽的上衣或戴口罩，避免直接吹风。注意天气变化，及时添加衣物，预防感冒。

7. 强化基础护理

督促患者饭后漱口、早晚刷牙，避免食物残留在口腔中，保持口腔清洁，必要时让患者嚼口香糖，以达到保持口腔卫生、锻炼面部肌肉的作用。

第三节　面瘫的预防

面瘫的发病与人体抵抗能力、免疫能力下降密切相关，由过度疲劳、睡眠质量差、感受病邪、受凉、熬夜等诱发。中医也认为"正气存内，邪不可干"，所以预防面瘫还是从提高人体抵抗力，调整亚健康状态等方面入手。

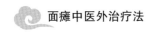

1. 避免受凉

预防面瘫要从小处做起,避免空调、电扇直吹身体。开车高速行驶时,避免车窗过低造成耳后当风受寒。

2. 局部按摩

遇到大风和寒冷的天气,出门时要轻拍、轻按面部、耳后、颈部的一些重要穴位,增加自己的御寒能力。

3. 情绪乐观

要以乐观平和的精神状态面对工作和生活,减轻心理压力,避免过度劳累。面对来自工作、学习、社交、家庭生活等各方面的压力时,学会自我调节,保持愉悦的心情。如果面部出现麻木等不适,应该及早就医。

4. 适当锻炼

适当的锻炼会使体质得到显著的提高,在早晨、傍晚较凉爽的时候根据自身的情况选择一些适宜的体育项目,比如慢跑、打太极拳、练剑等。

5. 合理膳食

日常饮食以清淡为主,荤素搭配,多吃新鲜的蔬菜和水果,尤其是应季的水果,以维持足够的维生素摄入。

6. 保证休息

保证充足的睡眠时间和优质的睡眠质量,是面瘫预防工作中的基础性工作。睡前少看手机,减少光源刺激,劳逸结合,避免过度疲劳。

7. 减少烟、酒、腌制品等摄入

烟及腌制品中含有致癌物,长期大量摄入会破坏人体免疫系统,酒精大量摄入也会对人体内脏系统及免疫功能造成伤害。长期大量酗酒,易增加面瘫的发病风险。

主要参考文献

［1］ 俞光岩,顾晓明,蔡志刚.周围性面瘫［M］.北京：人民卫生出版社,2005：10.

［2］ 杨文明,王东岩.神经病学［M］.3 版.北京：人民卫生出版社,2021：14－17.

［3］ 曹莲瑛,虞莉青,周媛,等.风池穴"温通针法"治疗面瘫急性期的疗效及对面神经传导速度的影响［J］.针灸临床杂志,2024,40(2)：30－35.

［4］ 曹莲瑛.袁燕洁,虞莉青,等.电针联合表情肌功能训练操治疗重度贝尔面瘫临床研究［J］.针灸临床杂志,2019,35(5)：10－14.

［5］ 梁秀雅,李融琦,肖亮满,等.针刺治疗周围性面瘫的机制研究进展［J/OL］.上海针灸杂志.https：//doi.org/10.13460/j.issn.1005-0957.2023.13.0036.

［6］ 杨骏,李传富,张庆萍,等.合谷穴针刺周围性面瘫患者脑功能成像初步分析［J］.长春中医药大学学报,2012,28(4)：608－610.

［7］ HU S, WU Y, LI C, et al. Increasing functional connectivity of the anterior cingulate cortex during the course of recovery from Bell's palsy［J］. Neuro Report，2015，26(1)：6－12.

［8］ SONG W, DAI M, XUAN L, et al. Sensorimotor Cortical Neuroplasticity in the Early Stage of Bell's Palsy［J］. Neural Plast，2017，2017：8796239.

［9］ 赵斌,杨颖婷,黄健澎,等.针刺治疗周围性面瘫的大脑运动皮层功能重组研究［J］.中华中医药杂志,2016,31(5)：1963－1966.

［10］ 牙祖蒙,王建华,李忠禹,等.面神经损伤后穴位电针刺激对神经组织中神经营养因子－3 及其受体表达的影响［J］.中国中医基础医学杂志,2000,6(1)：62－65.

［11］ 牙祖蒙,肖道宏,王建华,等.面神经损伤后穴位针刺对 NGF mRNA 表达的影响［J］.针刺研究,2000,25(2)：96－99.

［12］ 龚立琼,蔡虹,费静,等.电针对面神经损伤后面神经元中神经型钙黏素、上皮型钙黏素和胎盘型钙黏素表达的影响［J］.中国组织工程研究,2018,22(28)：4525－4531.

［13］ CUI H, CHEN Y, ZHONG W, et al. The asymmetric facial skin perfusion distribution of Bell's palsy discovered by laser speckle imaging technology［J］. Clin Hemorheol Microcirc，2016，62(1)：89－97.

[14] 李健东,李娟,刘永亮.几种常见面瘫患者血浆纤维蛋白原的检测[J].中国耳鼻咽喉头颈外科,2010,17(5):240-242.

[15] 冯敏桦,余瑾,张洁,等.应用激光散斑衬比成像技术观察普通针刺对周围性面瘫眼部血流影响[J].时珍国医国药,2019,30(7):1649-1650.

[16] 伍晓鸣,谢昭鹏,卢岷,等.彩色多普勒超声评价周围性面瘫针灸治疗疗效价值初探[J].临床超声医学杂志,2018,20(2):106-109.

[17] 马斌,柳刚,宋书婷,等.电针介入时机对大鼠面神经损伤再生修复的影响[J].辽宁中医药大学学报,2023,25(12):107-110.

[18] 杨敏,唐寅达,应婷婷,等.SD大鼠面神经干局部脱髓鞘模型制作[J].中国微侵袭神经外科杂志,2016,21(3):131-134.

[19] 史庆卫,孙运花,张微,等.电针对面神经损伤模型的形态学观察[J].辽宁中医杂志,2011,38(4):735-736.

[20] 刘立安,王照钦,付静静,等.电针对兔面神经损伤的超微结构影响[J].针刺研究,2017,42(5):423-428.

[21] 于志静,王竹梅.针灸治疗周围面瘫的神经电生理变化[J].山东生物医学工程,2002,21(1):38-39.

[22] 郑魁山.郑氏针灸全集[M].北京:人民卫生出版社,2000:535-548.

[23] 尹杰,吕秋玉,刘海永,等.牵正散加麻黄、生石膏治疗周围性面瘫60例的临床研究[J].中国医药导报,2016,13(36):179-181.

[24] 沈思,张闻东.张闻东教授分期论治周围性面瘫经验[J].云南中医药杂志,2023,44(12):1-3.

[25] 邸嘉玮,祝昌昊.杜元灏分期运用针刺治疗特发性面神经麻痹经验[J].江苏中医药,2022,54(8):37-40.

[26] 王冬冬,李博,查永梅,等.张庆萍教授针灸治疗周围性面瘫临床经验撷英[J].中国针灸,2021,41(3):313-315.

[27] 李德华,任玉兰.梁繁荣教授基于经筋理论分期治疗周围性面瘫的经验撷英[J].世界中医药,2022,17(18):2632-2639.

[28] 吴焕淦,郑锦,马晓芃,等.灸法学现代研究[M].上海:上海科学技术出版社,2013:34,173.

[29] 王富春,岳增辉.刺法灸法学[M].北京:中国中医药出版社,2021:49-60.

[30] 徐森磊,张宏如,顾一煌.艾灸温热刺激对血流量的增加作用及其相关机制探讨[J].针刺研究,2018,43(11):738-743.

[31] 李德华,李季,叶小琪,等.悬灸早期介入对急性面瘫血清炎性因子的影响[J].世界中医药,2020,15(14):2150-2154.

[32] 崔倩倩,朱才丰,贺成功,等.针刺联合艾灸治疗急性期周围性面瘫的疗效观察[J].上海针灸杂志,2024,43(1):59-2154.

[33] 刘泉秀.温和灸合补阳还五汤加减治疗气虚血瘀型周围性面瘫(后遗症期)的疗效观察[D].沈阳:辽宁中医药大学,2023.

[34] 王福珍,董晓艳,邢行,等.针刺加闪罐结合隔姜灸治疗顽固性面瘫的临床观察[J].中医外治杂志,2023,32(1):98-99.

[35] 毛曦晔,马玥,吴兰翠.刺络拔罐治疗热证型周围性面瘫各期的临床研究[J].中医临床研究,2020,26(12):85-87.

[36] 孙路强,张微,魏韬,等.拔罐法与针灸疗法结合治疗周围性面瘫的研究进展[J].湖南中医杂志,2018,34(1):188-190.

[37] 吕双双.拔罐疗法的历史源流探究[D].哈尔滨:黑龙江中医药大学,2015.

[38] 郭长青,郭妍,尹孟庭.中医砭石疗法(中医外治特色疗法临床技能提升丛书)[M].北京:中国医药科技出版社,2021:2-17,193-195.

[39] 陈佩钰,乐丽,康薇.砭石刮痧结合闪罐在面瘫患者中的应用效果[J].中医临床研究,2021,23(13):89-91.

[40] 丁悦森,毛湄,王慧,等.施氏砭术综合疗法治疗面神经炎疗效观察[J].上海针灸杂志,2013,32(11):899-902.

[41] 吴怡卿,吴海科,梁艳桂,等.砭石疗法联合改良型面部表情操治疗面神经炎的疗效观察[J].中国中医急症,2021,30(9):1623-1626.

[42] 赵毅,季远.推拿手法学[M].4版.北京:中国中医药出版社,2016.

[43] 陈碧芳,吴际生.闪罐联合手指点穴治疗面瘫的效果观察[J].中外医学研究,2022,20(27):138-141.

[44] 李文杰,李洋.耳针疗法辅助治疗急性期周围性面瘫疗效观察[J].河北中医,2024,46(5):809-814.

[45] 宋论娣,孙巍巍.耳穴压豆联合埋针治疗周围性面瘫的临床效果观察[J].中国现代药物应用,2023,17(1):164-166.

[46] 钱俊华,黄晓青.中医塞鼻疗法现代应用概况[J].中国中医急症,2005,14(8):778-780.

[47] 钱俊华,李亚平.传统中医鼻疗的方法、相应的剂型和适应病证[J].中医药学刊,2005,23(6):1086-1088.

[48] 李思佳,杨俊,陈锋,等.经鼻脑靶向给药研究进展[J].中国实验方剂学杂志,2011,17(14):289-293.

[49] 潘燕丽,林鹿,孙惠芳,等.酉时健侧鼻腔塞药技术治疗风痰阻络型面瘫的效果应用研究[J].智慧健康,2020,6(21):187-188.

[50] 孟庆广.中药塞鼻治疗周围性面瘫急性期疗效观察[J].世界最新医学信息文摘,2017,17(10):159.

[51] 梅全喜,何庭华.中药熏蒸疗法[M].北京:中国中医药出版社,2022:1-5,8-9.

[52] 曹莲瑛,张伟,冷锋强,等.中药熏蒸配合电针治疗风寒型面瘫疗效观察[J].上海针灸杂志,2018,37(8):919-920.

[53] 郭玉,洪珍兰,王苗苗,等.通络刮痧联合中药熏蒸对恢复期周围性面瘫患者的影响[J].护理学报,2021,28(9):5-9.

［54］ 李瑞瑞,米勇.针灸联合中药熏蒸治疗急性期周围性面瘫的研究进展［J］.新疆中医药,2018,36(1)：124－127.

［55］ 陈嘉铭.基于面动脉彩超观察刺络放血疗法对中重度周围性面瘫的临床疗程［D］.福州：福建中医药大学,2021.

［56］ 彭潇婵.针刺配合刺血法治疗血瘀型贝尔氏麻痹后遗症的临床研究［D］.昆明：云南中医药大学,2021.

［57］ 任有庆.耳背静脉割治放血疗法治疗贝尔麻痹的疗效观察［D］.北京：北京中医药大学,2016.

［58］ 孙思尚,曾聪,王与嫣,等.针刀治疗周围性面瘫的临床研究进展［J］.浙江中医杂志,2022,57(4)：309－310.

［59］ 陈一君,秦小永,韩聪.小针刀联合毫针刺治疗顽固性面瘫临床研究［J］.实用中医药杂志,2022,38(8)：1402－1403.

［60］ 白楠.针刀松解结筋点治疗顽固性面瘫的临床疗效观察［J］.中医临床研究,2022,14(12)：66－67.

［61］ 王民集,朱江,杨永清.中国针灸学［M］.郑州：河南科学技术出版社,2012：431－432.

［62］ 刘有限.梅花针叩刺对静止期周围性面瘫患者眼裂恢复的疗效观察［D］.福州：福建中医药大学,2017.

［63］ 曾欢.穴位注射结合梅花针治疗周围性面瘫的疗程研究［D］.广州：广州中医药大学,2020.

［64］ 聂兢克,王健.近十年梅花针治疗周围性面瘫的临床应用特点分析［J］.山东中医药大学学报,2015,39(3)：215－217.

［65］ 朱瑜琪,杨坤.皮内针疗法［M］.北京：中国中医药出版社,2020.

［66］ 曹俊杰,杜炯.皮内针疗法临床应用概述［J］.广州中医药大学学报,2019,36(10)：1670－1675.

［67］ 许周洁,周立,贾德蓉.皮内针治疗头面部疾病的临床与作用机制研究进展［J］.湖南中医杂志,2017,33(12)：169－171.

［68］ 孙东钰.皮内针联合针刺治疗急性风寒型面神经炎的临床观察［D］.哈尔滨：黑龙江中医药大学,2023.

［69］ 郑鸥.毫针联合皮内针治疗特发性面神经麻痹恢复期的临床研究［D］.武汉：湖北中医药大学,2020.

［70］ 刘农虞,刘恒志.筋针疗法［M］.北京：人民卫生出版社,2016.

［71］ 刘农虞."筋针"的作用机制探析［J］.中国针灸,2015,35(12)：1293－1296.

［72］ 叶婷欣,刘农虞.针灸综合疗法治疗周围性面瘫的文献研究［J］.中国针灸,2015,35(S1)：111－119.

［73］ 吴绪海,杨民燕,杨银凯,等.筋针经筋平刺法在面瘫病急性期中的应用［J］.光明中医,2023,38(17)：3461－3464.

［74］ 符仲华.浮针医学概要［M］.北京：中国中医药出版社,2019.

［75］ 章小琴.浮针干预面神经炎急性期伴耳后疼痛的临床疗效观察［D］.南昌：江西中医药大学,2022.

［76］ 曹龙.浮针结合常规针刺治疗周围性面瘫恢复期的临床观察［D］.济南：山东中医药大学,2023.

［77］ 孙晓伟,李若冰,李百韬.浮针治疗面神经麻痹的研究进展［J］.中国民间疗法,2021,29(17)：111-114.

［78］ 姜雪梅,王春阳,李国君,等.浮针治疗顽固性面瘫的筋膜学机理探讨［J］.广州中医药大学学报,2020,37(2)：297-301.

［79］ 梁爱军,杨文慧,谢小燕.浮针配合面部主动再灌注治疗顽固性周围性面瘫的观察［J］.按摩与康复医学,2021,12(16)：6-8.

［80］ 宋玉强,付渊博,李彬,等.当代火针创新发展及应用概论［J］.中国针灸,2022,42(11)：1317-1320.

［81］ 齐放,周震.贺氏火针疗法治疗面神经炎机制探究［J］.中国民间疗法,2023,31(7)：26-28.

［82］ 李岩,徐家淳,程素利,等.国医大师贺普仁教授对火针疗法的突破与创新［J］.中华针灸电子杂志,2016,5(1)：1-4.

［83］ 张立佳,何采辉,李文纯,等.基于数据挖掘探讨火针治疗面瘫选穴规律［J］.中国中医药图书情报杂志,2024,48(3)：45-49.

［84］ 陈幸生.中国芒针疗法［M］.合肥：安徽科学技术出版社,2017：150-153.

［85］ 冯颜庆,周婷.透刺结合滞针提拉法治疗顽固性面瘫的疗效观察［J］.中医药学报,2022,50(9)：88-92.

［86］ 杜鑫.运用彭静山教授"一点二穴三线四面取穴法"针刺治疗难治性面瘫［J］.中医药学报,2020,48(4)：54-57.

［87］ 严茜.透刺结合滞针提拉法治疗气虚血瘀型顽固性面瘫的临床研究［D］.武汉：湖北中医药大学,2022.

［88］ 王周淳.穴位敷贴贝尔氏面瘫急性期的临床疗效观察［D］.合肥：安徽中医药大学,2018.

［89］ 杨夷君,郭锡全.马钱子散穴位贴敷治疗周围性面瘫的临床观察［J］.广州中医药大学学报,2021,38(9)：1906-1911.

［90］ 郭笑冬,宗振勇.穴位贴敷疗法［M］.北京：中国医药科技出版社,2018.

［91］ 薛斌,黄史乐,李一凡.马钱子散外敷辅治难治性面瘫疗效观察［J］.实用中医药杂志,2023,39(9)：1761-1763.

［92］ 张浩良.穴位注射对贝尔面瘫恢复期临床疗效的影响［D］.杭州：浙江中医药大学,2023.

［93］ 徐晓萱,孙忠人,崔杨,等.穴位注射治疗周围性面瘫的研究进展［J］.中国中医急症,2023,32(4)：740-743.

［94］ 卜云芸,陈琳,戴宜武,等.中国特发性面神经麻痹神经修复治疗临床指南(2022版)［J］.神经损伤与功能重建,2023,18(1)：1-12.

［95］ 李铮,唐丽君,杜婷.针刺结合穴位注射维生素 B_{12} 治疗顽固性周围性面瘫临床观察［J］.光明中医,2023,38(16)：3163－3165.

［96］ 黄可心,林海波,余伯亮.周围性面瘫穴位埋线治疗文献分析［J］.中医药临床杂志,2020,32(5)：915－919.

［97］ 何素玲,张丽琴,卢虹,等.穴位埋线治疗周围性面神经炎临床观察［J］.辽宁中医杂志,2022,49(12)：154－156.

［98］ 中华人民共和国国家标准(GB/T 21709.10—2008)针灸技术操作规范　第10部分：穴位埋线［J］.中国针灸,2009,29(5)：405－406.

［99］ 卜云芸,陈琳,戴宜武,等.中国特发性面神经麻痹神经修复治疗临床指南(2022版)［J］.神经损伤与功能重建,2023,18(1)：1－12.

［100］ 王军.磁疗［M］.北京：科学出版社,2014：22－24,72－73.

［101］ 李进龙,王娟.“磁介质”的作用机制探讨［J］.按摩与导引,2004,20(1)：50－52.

［102］ 张红.穴位磁疗的作用机制及临床应用［J］.山东中医杂志,2009,28(6)：438－439.

［103］ 边晓东.温针灸、磁疗结合穴位注射治疗周围性面瘫120例［J］.江苏中医药,2008,39(3)：59.